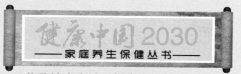

健康中国 2030

——家庭养生保健丛书——

普及健康生活，提高全民健康素养

图解拔罐防治病

钱丽旗◎主编

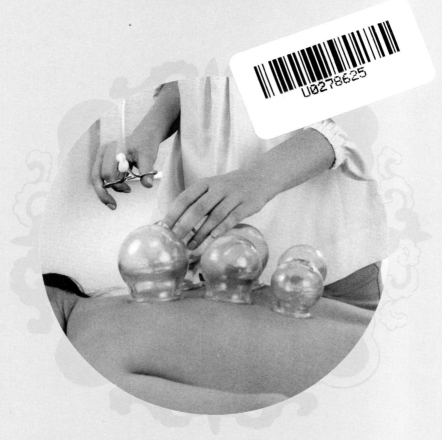

中国人口出版社
China Population Publishing House
全国百佳出版单位

图书在版编目（CIP）数据

图解拔罐防治病 / 钱丽旗主编. -- 北京：中国人口出版社, 2018.4

（健康中国2030家庭养生保健丛书）

ISBN 978-7-5101-4854-5

Ⅰ. ①图… Ⅱ. ①钱… Ⅲ. ①拔罐疗法—图解 Ⅳ. ①R244.3-64

中国版本图书馆CIP数据核字(2017)第005302号

图解拔罐防治病

钱丽旗　主编

出版发行	中国人口出版社	
印　　刷	天津泰宇印务有限公司	
开　　本	787mm×1092mm　1/16	
印　　张	16	
字　　数	240千字	
版　　次	2018年4月第1版	
印　　次	2018年4月第1次印刷	
书　　号	ISBN 978-7-5101-4854-5	
定　　价	48.00元	

社　　长	邱立
网　　址	www. rkcbs. net
电子信箱	rkcbs@126.com
总编室电话	(010)83519392
发行部电话	(010)83530809
传　　真	(010)83518190
地　　址	北京市西城区广安门南街80号中加大厦
邮政编码	100054

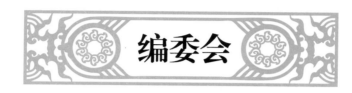

编委会

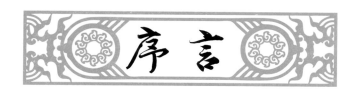

序言

　　健康，是每个国民的立身之本，也是一个国家的立国之基。健康，是民族昌盛和国家富强的重要标志，也是广大人民群众的共同追求。"没有全民健康，就没有全面小康。我们把健康列为小康的组成部分，更能体现出我们社会的文明进步。""把人民健康放在优先发展战略地位。"当前，我国进入全面建成小康社会决胜阶段，随着经济社会的不断发展，科学技术的不断进步，人们的生活水平不断提高的同时，种种不良的生活方式也使人们越来越多地遭受到疾病的困扰。因此"要倡导健康文明的生活方式，树立大卫生、大健康的理念，把以治病为中心转变为以人民健康为中心，建立健全健康教育体系，提升全民健康素养，推动全民健身和全民健康深度融合。"我们编撰《健康中国2030家庭保健养生丛书》就是基于大健康，大卫生的理念，依据中医养生的核心——"以人为本，以和为贵"，调理身体气机的中心思想，将养生保健的科学生活习惯融入到日常的生活中。

　　中国的养生文化，已经流传了几千年，备受人们热捧。三千多年前我们祖先就已经广泛运用艾灸疗法来养生、防病治病。近年来，人们开始关注养生文化，养生保健种类日益丰富，可以说，"养生"理念已逐渐融入人们的日常生活中。

　　基于养生保健思想的日益普及，我们编写了这套养生系列丛书，其中包含20本分册，分为五个类型，分别为防治病、养生经、自疗、三分钟疗法类，传统疗法类。其中，防治病包括《图解—刮痧防治病》，《图解—艾灸防治病》，《图解—拔罐防治病》，《图解—推拿防治病》；养生经包括《图解—黄帝内经体质养生》，《图解—本草纲目对症养生》；自疗类包括《图解—颈椎病自疗》，《图解—腰椎病自疗》，《图解—常见病自查自疗》；三分钟疗法类包括《图解—三分钟足疗》，《图解—三分钟手疗》，《图解—三分钟面诊》；传统疗法类包括《图解—人体经络》，《图解—百病从腿养》，《图解—小疗法大健康》，《图解—儿童经络按摩刮痧全集》，《图解—对症按摩》，《图解—小穴位》，《图解—手足对症按摩》，《图解—特效指压疗法》。

这套丛书从各个方面为大家介绍了日常养生的相关内容，语言浅显易懂，将复杂的医学知识用平实通俗的语言表达出来，方便读者理解。同时本书采用图解形式，配了大量插图，帮助认识各个疾病以及穴位的特点、疗法功效。读完本套丛书，你便能掌握一些基本养生知识和常用对症治病的疗法，并灵活加以应用。

本套丛书的编写团队由多家三甲医院的权威中医专家组成，包括解放军总医院第一附属医院钱丽旗主任，中国中医科学院广安门医院倪青教授，解放军总医院窦永起教授，空军总医院马建伟教授，海军总医院李秀玉教授，北京崔月犁传统医学研究中心冯建春教授，武警总医院许建阳教授，中国中西医结合杂志社王卫霞副编审，国家食品药品监督管理局马秀璟教授，中日友好医院夏仲元教授等多位军内外知名学者，汇集了军队、地方最优质的医疗学术资源，着力打造健康类图书精品，是在军队改革新形势下军民融合、资源共享、造福人民的新创举，期冀这一系列丛书为百姓带来真正的健康福音，为健康中国建设添砖加瓦。

当然，书中难免有所纰漏，也望广大读者批评指正。

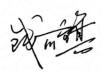

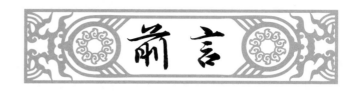

前言

　　拔罐是一种以杯罐作的工具，是民间对拔罐疗法的俗称，又称"拔管子"或"吸筒"，它是借热力排去其中的空气产生负压，使吸着于皮肤，造成淤血现象的一种中医外治疗法。这种疗法可以逐寒祛湿、疏通经络、祛除淤滞、行气活血、消肿止痛、拔毒泻热，具有调整人体的阴阳平衡、解除疲劳、增强体质的功能，从而达到扶正祛邪、治愈疾病的目的。

　　拔罐疗法起初并不是使用罐，而是用磨有小孔的牛角筒，罩在患部排吸脓血，所以一些古籍中又取名为"角法"。关于拔火罐治疗疾病最早的文字记载，见于公元281～361年间，晋代医学家葛洪著的《肘后备急方》，用挖空的兽角来吸拔脓疮的外治方法。后来，玻璃罐、陶罐等不同材质的火罐逐渐取代了原始的火罐，治疗的疾病种类也逐渐增多，疗效也更加显著。

　　不同的火罐种类对不同的疾病具有不同的治疗效果，从不同的罐印颜色就可以察别出来，不同的罐印颜色也相应地反映出人体的各种虚寒湿邪症状，人们可以通过拔罐来判断身体的健康状况。作为一种综合性的治疗方法，对不同的病症采用不同的拔罐疗法，都会起到一定的治疗作用，对于颈椎病、腰椎病、等常见疾病及亚健康状态，拔罐疗法都能起到较好的治疗效果。

　　由于拔罐疗法的普及和简便易行、疗效显著的特点，我们编写了《图解拔罐防治病》一书。本书共分八个章节介绍拔罐疗法在日常疾病中的应用，其中第一章整理了拔罐的基本常识，让人们对拔罐疗法有一个初步的了解，第二章至第八章分别讲解了拔罐在疾病中的治疗方法，包括内科疾病，外科疾病，五官科疾病，皮肤科疾病，泌尿科疾病，儿科疾病，及对于亚健康状态的防治，包括了生活中的常见病症。本书分类清晰，条理清楚，图文结合，便于大家的查阅学习。

希望大家通过此书，对拔罐疗法有一个大致的了解，能够更好地运用拔罐疗法对相关疾病进行简易的治疗，当然，我们也不能完全依赖于拔罐疗法，遇到疾病侵袭时，还应及时就医。

最后，祝大家都能拥有健康的身体和自然的养生方式。

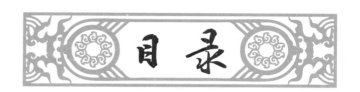

目录

第三章　拔罐调治外科病　95

第九章　拔罐调治亚健康　223

附录：四季穴位拔罐　233

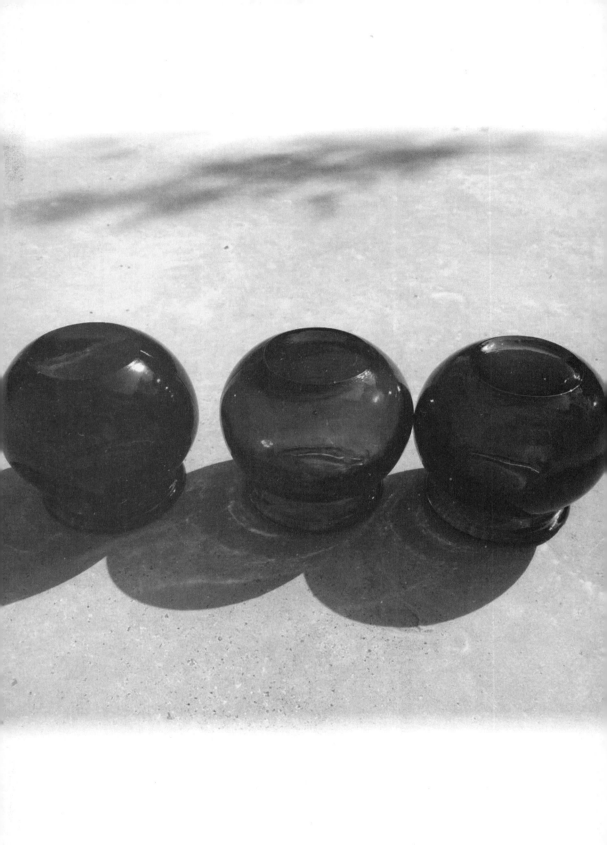

第一章

拔罐常识整理

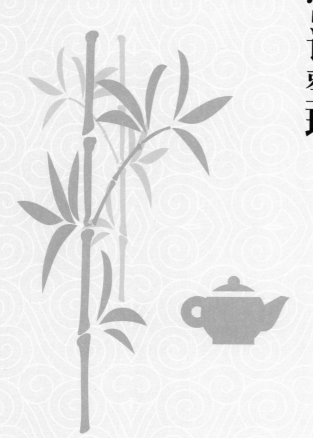

第一节

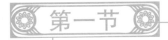

拔罐疗法悠久的历史

拔罐疗法是我国劳动人民在几千年与疾病的顽强抗争中总结出来的一种绿色健康疗法。它是以罐为工具，利用燃烧、挤压等方法排除罐内空气，使罐吸附于体表特定部位产生刺激，形成局部充血或瘀血现象，从而达到防病治病、强健身体的一种治疗方法。

拔罐疗法在中国有着非常悠久的历史。因为古人常以一种挖空的兽角（动物犄角）磨成有孔的筒状，刺破脓肿后以角来治病，所以又称之为"角法"。考古发现，早在西汉时期，中国就已经有了这种疗法。在湖南长沙马王堆汉墓中出土的《五十二病方》中，也有以兽角治疗疾病的记载。东晋医学家葛洪著的《肘后备急方》里，记载了用牛角来治疗痈肿的案例。在唐代，拔罐工具有了突破性改进，人们掌握了竹筒的制作工艺，采用水煮吸拔的方法，大大丰富了拔罐疗法的内容。唐代王焘著的《外台秘要》一书中曾详细记载了用竹筒火罐来治病的案例。

唐代以后的医学家们，不仅继承了先人的优秀成果，而且还进一步发展了拔罐疗法，使之发挥出更大的作用。比如，到了宋金元时代，医学家们将拔罐疗法的名称由"角法"替换成了"吸筒法"，不仅拔罐方法进一步由单纯的水煮拔筒法发展为药煮筒法，发挥了吸拔和药物外治的双重功效，而且拔罐疗法已开始用于内科疾病的治疗。宋代医书《苏沈良方》就有用火罐治疗久咳的记载。到了明代，拔罐法已经成为中医外科中重要的外治法之一。主要用于吸拔脓血，治疗痈肿。到了清朝，拔罐疗法有了更大的发展，出现了陶土烧制成的陶罐，治疗范围也有了更大的突破，清代著名医药学家赵学敏曾用拔罐疗法治疗头痛、风痹、腹痛等多种内科病症。

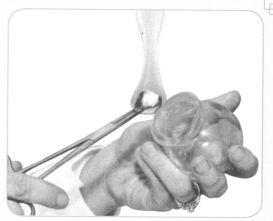

　　如今，拔罐疗法已经被越来越多的人所接受，又因为一系列的优点而被称作是21世纪的"自然疗法"，得到了越来越大的发展。

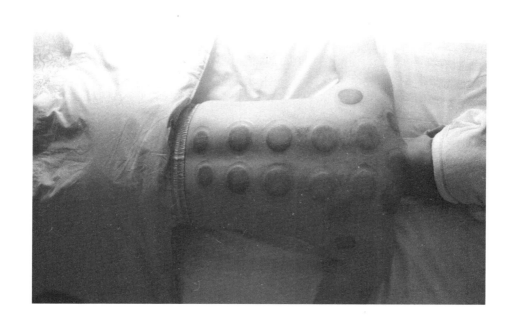

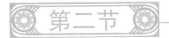

第二节
认识拔罐必备的器具

常用罐具的种类

陶瓷罐

用陶土烧制而成，口底平正，里外光滑，厚薄适宜。分大、中、小和特小四种。陶瓷罐吸拔力大，适用于火力排气法。其优点为造价低，容易保存。缺点是体积大，携带不方便，容易破碎，而且拔罐时无法观察罐内皮肤的变化。

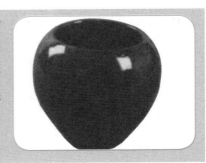

竹罐

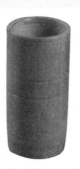

用坚固的细毛竹，截成长6~9厘米的竹管，一端留节为底、一端为罐口，口圈必须平整光滑。竹罐的优点是取材方便，制作简单，轻便耐用，便于携带，经济实惠，不易破碎。缺点是容易漏气，不透明，无法观察罐内皮肤的变化。

玻璃罐

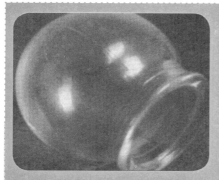

用耐热玻璃制成，腔大口小，罐口边缘略凸向外。按罐口直径及腔大小，可分为大、中、小三种型号，多用于火力排气法，特别适用于走罐法及针刺后拔罐法。其优点是造型美观，清晰透明，便于拔罐时在罐外观察皮肤的变化，从而掌握拔罐时间，是目前应用最广泛的罐具。缺点是导热快，易烫伤，容易破损。

抽气罐

用有机玻璃或透明的工程塑料制成，采用罐顶活塞来控制抽、排气。抽气罐的优点是不用点火，不会烫伤，安全可靠；抽气量和吸拔力可控制；自动放气，起罐不疼痛；罐体透明，便于观察吸拔部位皮肤的充血情况，便于掌握拔罐时间。抽气罐是目前使用比较广泛的一种罐具。

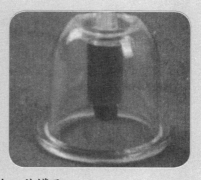

● 拔罐的辅助工具

◇ 燃料　酒精是拔罐过程中的常用燃料。拔罐时，一般要选用浓度为75%～95%的酒精，如果身边没有酒精，可用度数稍高的白酒代替。

◆ 润滑剂　常用的润滑剂一般包括凡士林、植物油、石蜡油等。还有一些润滑剂具有药用疗效，如红花油、松节油、按摩乳等，具有活血止痛、消毒杀菌的功效。

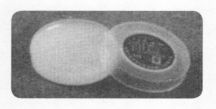

◇ 消毒清洁用品　拔罐前要准备一些消毒清洁用品以便对器具和拔罐部位进行消毒，比如棉签、酒精、脱脂棉球等。

◆ 针具　在拔罐治疗过程中，有时会用到针罐法、刺络拔罐法、抽气罐法，所以，操作者还需要准备三棱针、皮肤针等器具。其中，最常用的就是三棱针和皮肤针。

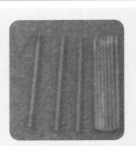

◇ 药物　药物用于浸泡罐具（主要是竹罐）或涂于患处，用来加强拔罐的疗效。药物配方主要根据不同病情而选择不同中草药。常用药物有桃仁、元胡、红花、香附、生姜等，以达到活血化瘀、行气止痛、温经散寒、清热解毒的目的。

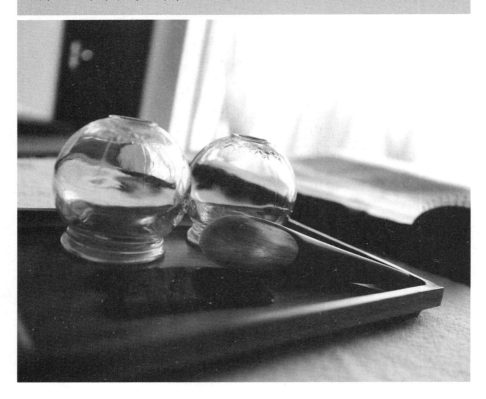

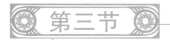

第三节
拔罐常用的操作方法

常规拔罐方法

主要有单罐和多罐两种方法。

◎**单罐：**

用于病变范围较小或压痛点的治疗。可按病变的压痛范围大小，选用适当口径的火罐。如胃病在中脘穴拔罐；冈上肌肌腱炎在肩髃穴拔罐等。

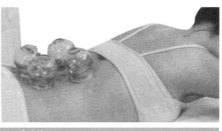

◎**多罐：**

用于病变范围比较广泛的疾病的治疗。可按病变部位的解剖形态等情况，酌量吸拔数个乃至十几个罐。如某一肌束劳损时可按肌束的位置成行排列吸拔多个火罐，称为"排罐法"。治疗某些内脏或器官的瘀血时，可按脏器的解剖部位在相应的体表部位纵横并列吸拔几个罐子。

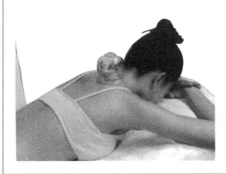

闪罐法

闪罐法是临床常用的一种拔罐手法，一般多用于皮肤不太平整、容易掉罐的部位。具体操作方法是用镊子或止血钳夹住蘸有适量酒精的棉球，点燃后送入罐底，立即抽出，将罐拔于施术部位，然后将罐立即起下，按上法再次吸附于施术部位，如此反复拔起多次至皮肤潮红为止。通过反复的拔、起，使皮肤反复地紧、松，反复地充血、不充血、再充血，形成物理刺激，对神经和血管有一定的兴奋作用，可增加细胞的通透性，改善局部

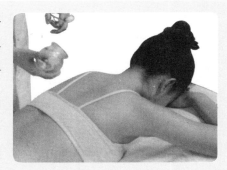

血液循环及营养供应，适用于治疗肌萎缩，局部皮肤麻木酸痛或一些较虚弱的病症。采用闪火法注意操作时罐口应始终向下，棉球应送入罐底，棉球经过罐口时动作要快，避免罐口反复加热以致烫伤皮肤，操作者应随时掌握罐体温度，如感觉罐体过热，可更换另一个罐继续操作。

走罐法

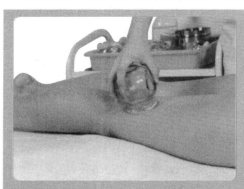

走罐法又称行罐法、推罐法及滑罐法等。一般用于治疗病变部位较大、肌肉丰厚而平整，或者需要在一条或一段经脉上拔罐的情况。走罐法宜选用玻璃罐或陶瓷罐，罐口应平滑，以防划伤皮肤。具体操作方法是，先在施术部位涂适量的润滑液，然后用闪火法将罐吸附于皮肤上，循着经络或需要拔罐的线路来回推罐，至皮肤出现瘀血为止。操作时应注意根据病情和体质调整罐内的负压，以及走罐的快、慢、轻、重。罐内的负压不可过大，否则走罐时由于疼痛剧烈，病人将无法耐受；推罐时应轻轻推动罐的颈部后边，用力要均匀，以防火罐脱落。

走罐法对不同部位应采用不同的行罐方法：腰背部沿垂直方向上

下推拉；胸胁部沿肋骨走向左右平行推拉；肩、腹部采用罐具自转或在应拔部位旋转移动；四肢部沿长轴方向来回推拉等。

●走罐操作方法有以下3种：

（1）轻吸快推法：罐内皮肤吸起3～4毫米，以每秒钟推行60厘米的速度走罐，以皮肤潮红为度。此法适用于外感风邪、皮痹麻木、末梢神经炎等病证，每日1次，每次3～5分钟，10次为1疗程。

（2）重吸快推法：罐内皮肤吸起6～8毫米，以每秒钟推行30厘米的速度走罐，以皮肤呈紫红色为度。此法适用于经脉、脏腑功能失调的病证，每日1次，每次3～5分钟，10次为1疗程。

（3）重吸缓推法：罐内皮肤吸起8毫米以上，以每秒钟2～3厘米的速度缓推，至皮肤紫红为度。此法适用于经脉气血阻滞、筋脉失养等病证，如寒湿久痹、坐骨神经痛、肌肉萎缩及痛风等。此法的刺激量在走罐法中最大，可自皮部吸拔出沉滞于脏腑、经脉的寒、湿、邪、毒。每日1次，每次3～5分钟，10次为1疗程。实证逆经走罐；虚证顺经走罐。

留罐法

留罐法又称坐罐法，是指将罐吸附在应拔部位后留置一段时间的拔罐方法。此法是临床最常用的一种罐法。留罐法主要用于以寒邪为主的疾患、脏腑病，部位局限，固定较深者。如经络受邪、气血瘀滞、外感表证、皮痹、麻木、消化不良、神经衰弱、高血压等病证，用之均有良效。

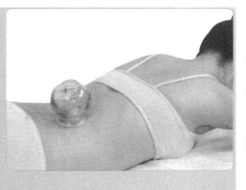

◆治疗实证用泻法，即用单罐口径大、吸拔力大的泻法，或用多罐密排、吸拔力大，吸气时拔罐，呼气时起罐的泻法。

◆治疗虚证用补法，即用单罐口径小、吸拔力小的补法，或用多罐疏排、吸拔力小，呼气时拔罐，吸气时起罐的补法。

◆留罐法可与走罐法配合使用，即先走罐，后留罐。

转罐法

转罐法是先用闪火法将罐吸附于皮肤上，然后手握罐体，来回转动的拔罐方法。操作时手法宜轻柔，转罐宜平稳，防止掉罐。转动的角度要适中，角度过大则患者不耐受，过小则无法达到刺激量。由于转罐法对穴位或皮肤会产生更大的牵拉刺激，加强了血液循环，增强了治疗效果，多用于穴位治疗或局部病症的治疗。注意罐口应平滑，避免转动时划伤皮肤。转罐法可与走罐法配合应用，在皮肤上涂适量的润滑油，可减轻疼痛。

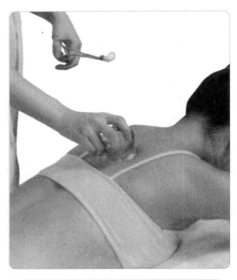

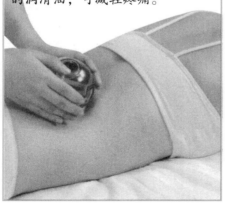

响罐法

响罐法是指在罐具吸定后，稍加推拉或旋转随即用力将罐具拔下，发出"啪"的响声的一种拔罐方法。如此反复吸拔，重复操作多次，以皮肤潮红或呈紫红色为度。此法与闪罐法功效相同，通常用小口径罐具在局部面积较小的部位施术。

第四节

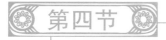

拔罐的基本操作步骤

准备

◆（1）仔细检查病人，以确定是否符合适应证，有无禁忌。根据病情，确定处方。

◆（2）检查应用的药品、器材是否备齐，然后——擦净，按次序排置好。

◆（3）对患者说明施术过程，解除其恐惧心理，增强其治疗信心。

患者体位

病人的体位正确与否，关系着拔罐的效果。正确的体位会使病人感到舒适，肌肉能够放松，施术部位可以充分暴露。一般让患者采用的体位有以下几种：

◆仰卧位：患者自然平躺于床上，双上肢平摆于身体两侧。此位有利于拔治胸、腹，双侧上肢、双下肢前侧及头面部和胁肋部等处。

◆俯卧位：患者俯卧于床上，两臂顺平摆于身体两侧，颌下垫一薄枕。此体位有利于拔治背部、腰部、臀部、双下肢后侧、颈部等处。

◆侧卧位：患者侧卧于床上，同侧的下肢屈曲，对侧的腿自然伸直（如取左侧卧位，则左侧腿屈曲、右侧腿自然伸直），双上肢屈曲放于身体的前侧，此位有利于拔治肩、臂、下肢外侧等处。

◆坐位：患者倒骑于带靠背椅子上，双上肢自然重叠，抱于椅背上。此位有利于拔治颈、肩、背、双上肢和双下肢等处。

选罐

根据治疗部位的面积大小，患者体质强弱以及病情选用大小适宜的火罐、竹罐及其他罐具等。

擦洗消毒

在选好的治疗部位上，先用毛巾浸开水洗净患部，再以干纱布擦干。为防止发生烫伤，一般不用酒精或碘酒消毒。如因治疗需要，必须在有毛发的地方或毛发附近拔罐时，为防止引火烧伤皮肤或造成感染，应行剃毛。

温罐

冬季、深秋、初春天气寒冷，拔罐前为避免患者有寒冷感，可预先将罐放在火上燎烤。温罐时要注意只烘烤底部，不可烤其口部，以防过热造成烫伤。温罐时间，以罐子不凉和皮肤温度相等，或稍高于体温为宜。

施术

首先将选好的部位显露出来，术者靠近患者身边，顺手（或左或右手）持罐按不同方法扣上。

询问

火罐拔上后，应不断询问患者有何感觉（假如用玻璃罐，还要观察罐内皮肤反应情况），如果罐吸力过大，产生痛感即应放入少量空气。方法是用左手拿住罐体稍倾斜，以右手指按压对侧的皮肤，使之形成一微小的空隙，使空气徐徐进入，到一定程度时停止放气，重新扣好。拔罐后病人如感到吸着无力，可起下来再拔1次。

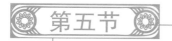

认识拔罐常见的误区

拔罐作为一种医疗方法自有其奥妙之处，人们对其认识并不全面，所以经常会存在一些误区。

误区一：拔火罐后马上洗澡

很多爱在浴池洗澡的人常说："火罐和洗澡，一个也少不了。"确实，温热的澡水和温热的火罐，洗完再拔，拔完再洗，想想都舒服。可是操作的顺序还需要注意，可以洗完澡后拔火罐，但是绝对不能在拔罐之后马上洗澡。

拔火罐后，皮肤处于被伤害的状态，非常脆弱，这个时候洗澡容易导致皮肤破损、发炎。如果是洗冷水澡，由于皮肤处于毛孔张开的状态，很容易受凉。所以拔火罐后不能马上洗澡。

误区二：时间越长效果越好

很多人认为火罐最少要拔半小时，有的人认为拔出水疱来才能体现拔火罐的效果，尤其是一些老人持这样观点的比较多。拔火罐真的是时间越长越好吗？

其实，拔火罐的时间要根据火罐大小、材质、负压的力度不同而各有不同。一般以从点火拔完到起罐不超过15分钟为宜。不同的季节拔罐时间也应不同，通常建议夏季留罐时间控制在10分钟左右，冬季可以留罐15～20分钟。因为拔火罐的主要原理在于负压的大小而不在于时间，如果在负压很大的情况下拔罐时间过长直到拔出水疱，这样不但会伤害到皮肤，还可能会引起皮肤感染。

误区三：同一位置反复拔

一次不成就拔两次，同一个位置反复拔，认为这样才能拔出效果，这是拔罐的另一个的误区。这样做会对皮肤造成损坏，比如引起皮肤红肿、破损等，得不偿失。其实拔火罐的时候，可以在多个位置拔，以增加治疗效果。

误区四：哪里疼痛拔哪里

拔罐法像针灸治疗一样有特定的治疗位置，所选治疗部位要视所治疗的目的而定。一般而言，软组织损伤、风湿痹痛、各种神经麻痹，以及一些急慢性疼痛，如腹痛、背腰痛、胃痛等，可以哪里痛拔哪里，哪里不舒服拔哪里，但也需要配合其他特定的穴位，如腰痛配合委中穴（位于腘窝），内脏痛还需配合背俞穴，风寒感冒配合风门、大椎穴等；其他疾病根据辨证、辨病、辨经、经验取穴等选穴配方。

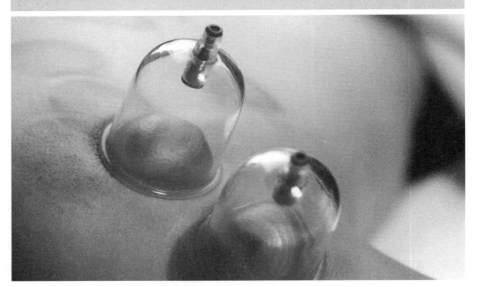

第六节

适合拔罐治疗的病症

拔罐疗法因其操作简便、经济、患者无痛苦、疗效显著的特点，而深受广大群众的欢迎，并且它的适应范围十分广泛，凡针灸、按摩疗法适用的疾病均可用本疗法治疗。例如以下各科诸多疾病均可进行拔罐治疗，而且见效快、疗效显著。

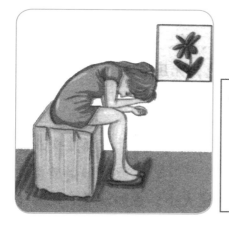

内科

● 适用于感冒，支气管炎，哮喘，头痛，高血压，三叉神经痛，面神经麻痹，失眠，健忘，糖尿病，胃肠炎，腹泻，便秘，消化不良，脑血管意外，胆囊炎，肝炎等。

外科

● 适用于胃肠痉挛，腰椎间盘突出症，腰椎肥大，坐骨神经痛，肩周炎，泌尿系统结石，脱肛，落枕，神经损伤等。

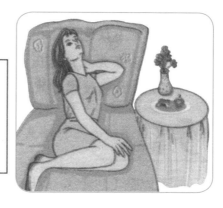

妇科

● 适用于月经不调，盆腔炎，带下病，痛经，功能性子宫出血，更年期综合征，子宫脱垂，肿瘤疾病等。

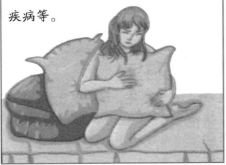

男科

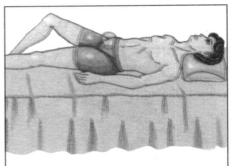

● 适用于阳痿，早泄，遗精，不射精症，慢性前列腺炎，前列腺增生症等。

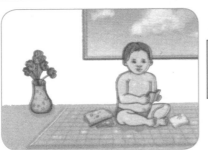

儿科

● 适用于百日咳，哮喘，消化不良，遗尿，疳积。

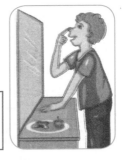

五官科

● 适用于结膜炎，近视，红眼病，鼻炎，牙痛，咽炎，颞下颌关节炎，口腔溃疡，目赤肿痛等。

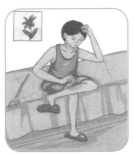

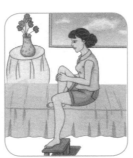

皮肤科

● 适用于痤疮，湿疹，皮炎，带状疱疹，荨麻疹，酒渣鼻，皮肤瘙痒症等。同时还可用于防病、强身。

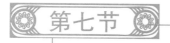

第七节
认清拔罐治疗的禁忌

拔罐作为一种治疗方法，必然有其局限性，需要明确拔罐的禁忌。

拔罐的禁忌证

● （1）凝血机制不正常，有自发性出血倾向或损伤后出血不止的患者，不宜使用拔罐疗法，如血友病、紫癜、白血病等患者。

● （2）皮肤严重过敏或患有皮肤性传染病患者不宜拔罐。

● （3）皮肤肿瘤患者或皮肤局部破损溃烂、皮肤丧失弹性者不宜拔罐。

● （4）外伤骨折、静脉曲张、体表大血管处，局部皮肤不宜拔罐。

● （5）妊娠期妇女的腹部、腰骶部及乳房不宜拔罐，拔其他部位时，手法也应轻柔。

● （6）活动性肺结核患者、经期妇女不宜拔罐。

● （7）精神病、重度心脏病、心力衰竭、呼吸衰竭患者不宜拔罐。

● （8）关节肿胀或严重水肿者不宜拔罐。

● （9）五官、前后二阴部位不宜拔罐。

● （10）重度神经质、全身抽搐痉挛、狂躁不安者不宜拔罐。

● （11）醉酒、过饥、过饱、过渴、过劳者慎用拔罐。

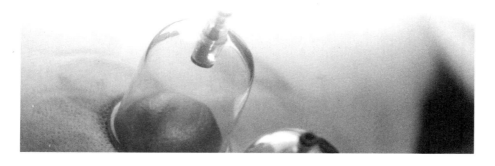

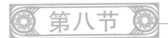

第八节
十二经络穴位分布图

中医认为，经络是人体气血运行的通路，人体十二经络分别直接与五脏六腑相连，是全身气血运行的主要通道。

◎肺经

★ **主治病症：**咳嗽、气喘、咽喉肿痛、鼻炎、流鼻血、外感伤风、循行部位麻痛或活动受限等。

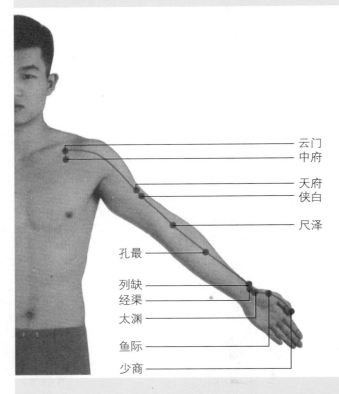

云门
中府

天府
侠白

尺泽

孔最

列缺
经渠
太渊
鱼际
少商

◎ 大肠经

★ **主治病症**：面神经麻痹、结膜炎、鼻塞、支气管炎、荨麻疹、神经性皮炎、颈椎病等。

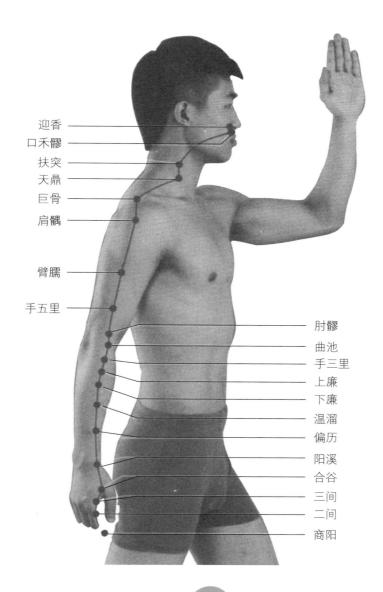

迎香
口禾髎
扶突
天鼎
巨骨
肩髃
臂臑
手五里

肘髎
曲池
手三里
上廉
下廉
温溜
偏历
阳溪
合谷
三间
二间
商阳

◎胃经

★ **主治病症**：胃炎、便秘、消化不良、头痛、牙痛、面神经麻痹、痤疮、雀斑、中风、关节肌肉痛、神志病、乳房疾患等。

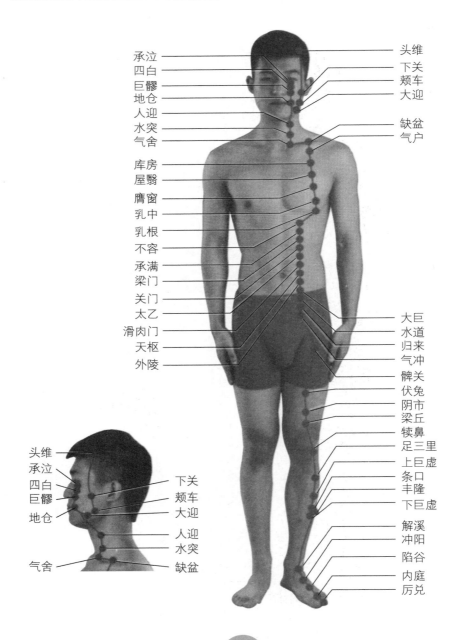

承泣
四白
巨髎
地仓
人迎
水突
气舍
库房
屋翳
膺窗
乳中
乳根
不容
承满
梁门
关门
太乙
滑肉门
天枢
外陵

头维
下关
颊车
大迎
缺盆
气户

大巨
水道
归来
气冲
髀关
伏兔
阴市
梁丘
犊鼻
足三里
上巨虚
条口
丰隆
下巨虚
解溪
冲阳
陷谷
内庭
厉兑

头维
承泣
四白
巨髎
地仓
气舍

下关
颊车
大迎
人迎
水突
缺盆

◎脾经

☆ **主治病症**：胃痛、消化不良、痛经、闭经、前列腺炎、下肢内侧肿痛等。

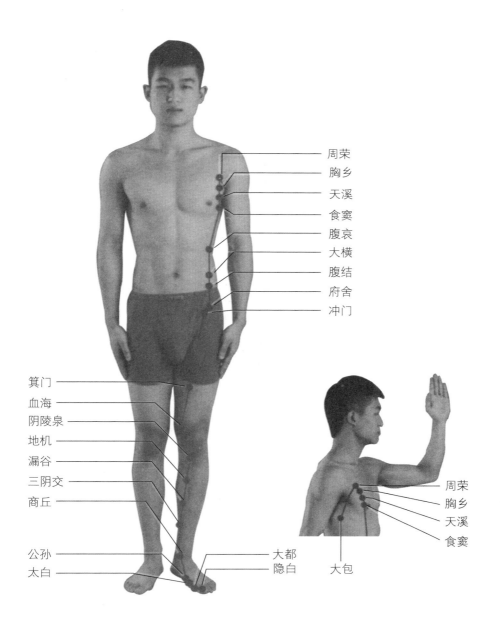

周荣
胸乡
天溪
食窦
腹哀
大横
腹结
府舍
冲门

箕门
血海
阴陵泉
地机
漏谷
三阴交
商丘

公孙
太白

大都
隐白

周荣
胸乡
天溪
食窦

大包

◎心经

★ **主治病症：** 心绞痛、心慌、冠心病、失眠、神经衰弱、手心发热等。

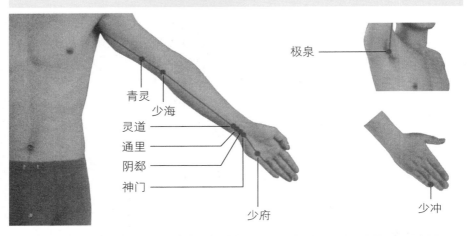

极泉

青灵
少海
灵道
通里
阴郄
神门
少府

少冲

◎小肠经

★ **主治病症：** 落枕、头痛、耳鸣、扁桃体炎、肩痛等。

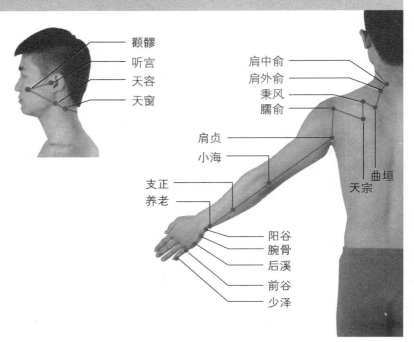

颧髎
听宫
天容
天窗

肩中俞
肩外俞
秉风
臑俞

肩贞
小海
支正
养老

曲垣
天宗

阳谷
腕骨
后溪
前谷
少泽

◎膀胱经

★ **主治病症**：阳痿、小便不利、感冒、胃炎、肝炎、神经痛、中风、腰背痛等。

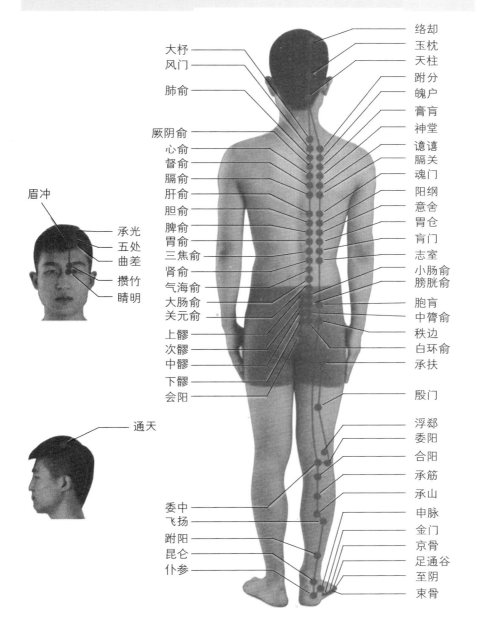

◎肾经

★ **主治病症**：遗精、肾炎、头痛、牙痛、消化不良、中风等。

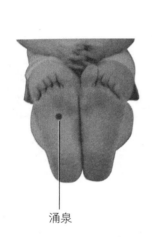

涌泉

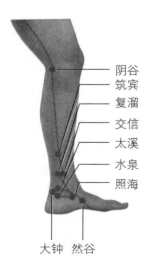

阴谷
筑宾
复溜
交信
太溪
水泉
照海

大钟　然谷

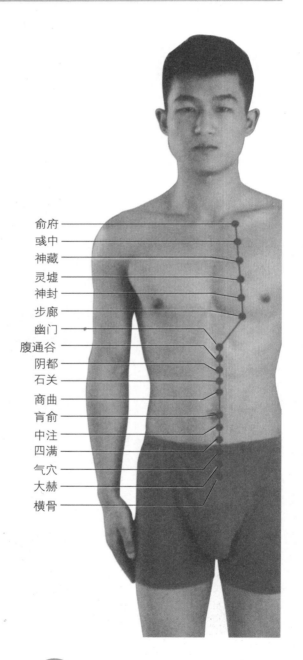

俞府
彧中
神藏
灵墟
神封
步廊
幽门
腹通谷
阴都
石关
商曲
肓俞
中注
四满
气穴
大赫
横骨

◎ 心包经

★ 主治病症：心绞痛、心悸、胸闷、心烦、抑郁、癫狂、肘臂挛痛、掌心发热等。

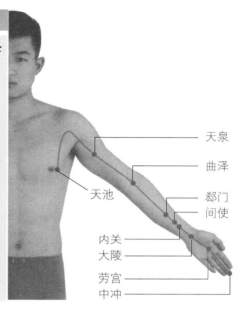

天泉
曲泽
郄门
间使
天池
内关
大陵
劳宫
中冲

◎ 三焦经

★ 主治病症：面肌痉挛、目赤肿痛、水肿、肋间神经痛、感冒、肩臂外侧疼痛等。

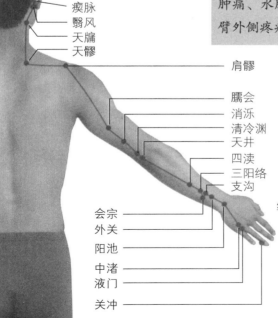

角孙
颅息
瘛脉
翳风
天牖
天髎
肩髎
臑会
消泺
清冷渊
天井
四渎
三阳络
支沟
会宗
外关
阳池
中渚
液门
关冲

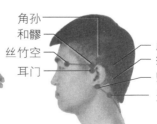

角孙
和髎
丝竹空
耳门
颅息
瘛脉
翳风
天牖

◎胆经

★ 主治病症：胆囊炎、肝炎、近视、耳鸣、感冒、发热、肋下疼痛等。

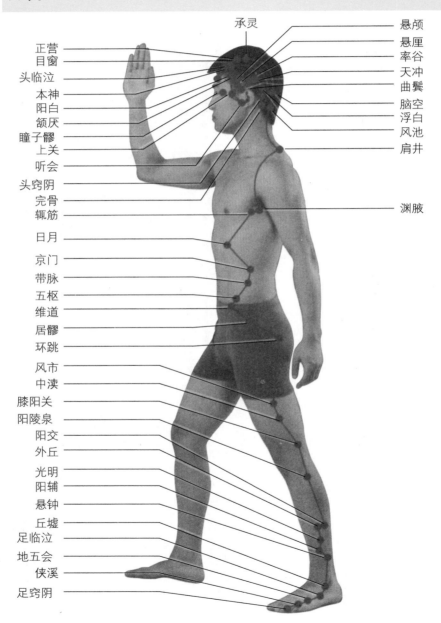

承灵

悬颅
悬厘
率谷
天冲
曲鬓
脑空
浮白
风池
肩井

正营
目窗
头临泣
本神
阳白
颔厌
瞳子髎
上关
听会
头窍阴
完骨
辄筋

渊腋

日月
京门
带脉
五枢
维道
居髎
环跳
风市
中渎
膝阳关
阳陵泉
阳交
外丘
光明
阳辅
悬钟
丘墟
足临泣
地五会
侠溪
足窍阴

◎肝经

★ **主治病症**：慢性肝炎、胆囊炎、妇科疾病、前列腺疾病、下肢痹痛、目疾等。

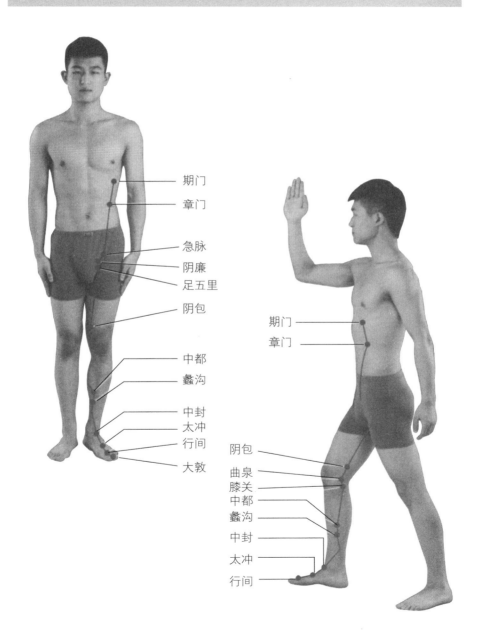

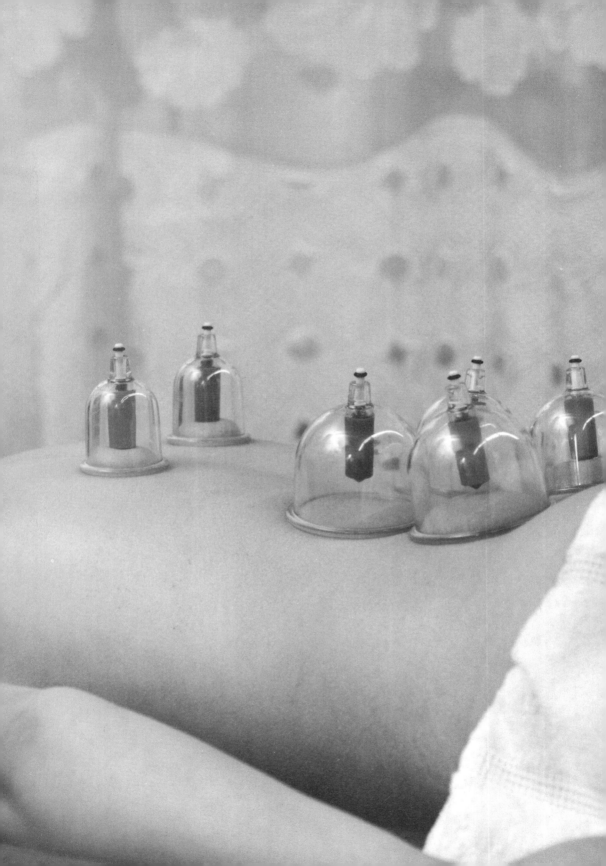

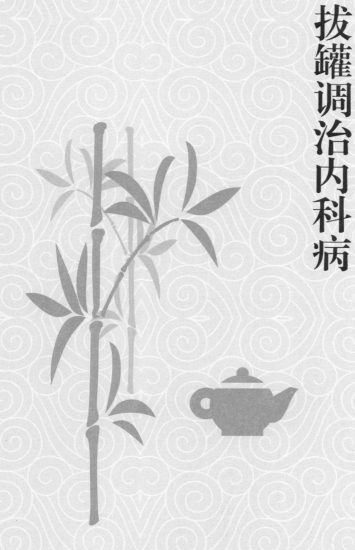

第二章

拔罐调治内科病

人吃五谷，孰能无病？尤其是内科疾病，病情轻微的可以让我们难受几天，如感冒、发热、头痛等，严重的足让我们难受好长时间甚至终身，比如高血压、糖尿病、冠心病等。小小的罐具就是对付这些内科病痛的有力武器，经常拔罐，不论大病、小病，都会减轻，有的甚至可以去除病根。

第一节
拔罐治疗偏头痛

偏头痛是最常见的反复发作的一种头痛病。现代医学认为，本病与颅脑血管舒缩功能失调有关，常因体内的一些生化因素和激素变化而引起发作。本病多有家族史，多见于女性，往往在青春期发病，呈周期性发作，发作频度因人而异。本病归属于中医学的"头痛"范畴。其病因、病机为肝失疏泄，肝阳上亢，上扰清窍。

◎症状

偏头痛约数分钟至1小时左右出现一侧头部一跳一跳的疼痛，并逐渐加剧，直到出现不断恶心、呕吐后，感觉才会有所好转。在安静、黑暗环境内或睡眠后头痛缓解。在头痛发生前或发作时可伴有神经、精神功能障碍。据研究显示，偏头痛患者比正常人更容易发生大脑局部损伤，进而引发中风。其偏头痛的次数越多，大脑受损伤的区域会越大。

选定穴位

●太阳、颊车、风池、风门、肝俞、胆俞、肾俞、阴陵泉。

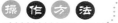

操作方法

　　找出偏头痛的具体痛点或压痛点，据阳明、少阳、太阳各经脉所属而分别取颊车（阳明）、太阳和风池（少阳）、风门（太阳），刺络拔罐；其他各穴亦随病情择1～2处，留罐5～10分钟。

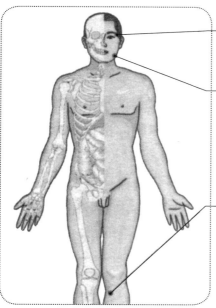

①太阳穴

在颞部，当眉梢与目外眦之间，向后约一横指的凹陷处。

②颊车穴

在面颊部，下颌角前上方约1横指（中指），当咀嚼时咬肌隆起，按之凹陷处。

③阴陵泉

在小腿内侧，当胫骨内侧踝后下方凹陷处。

④风池穴

在颈部，当枕骨之下，与风府相平，胸锁乳突肌与斜方肌上端之间的凹陷处。

⑤风门穴

在背部，当第2胸椎棘突下，旁开1.5寸。

⑥肝俞穴

在背部，当第9胸椎棘突下，旁开1.5寸。

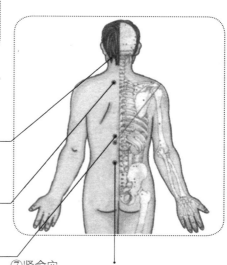

⑦肾俞穴

在腰部，当第2腰椎棘突下，旁开1.5寸。

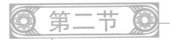

第二节
拔罐治疗发热

发热是指体温升高超过正常范围。一般认为，正常健康人的体温保持在36.2～37.2℃，当口腔温度超过37.3℃、肛门温度超过37.6℃、腋下温度超过37.2℃时，说明已有发热。根据发热的高低可分为以下几种：低热是指体温在37.4～38℃，中等热度是指体温在38.1～39℃之间，高热是指体温超过39.1℃；根据致热原的性质和来源不同，可分为感染性发热和非感染性发热两大类。

◎症状

感染性发热：可以急性起病，也可以缓慢起病形成慢性感染。主要见于局部或全身性的各种病原体感染，如细菌、病毒、肺炎支原体、立克次体、螺旋体、真菌及寄生虫等感染。

非感染性发热：范围较广。变态反应性疾病如风湿热、血清病、药物热、结缔组织病及某些恶性肿瘤、内分泌与代谢疾病如甲状腺功能亢进等均可有发热表现。

此外，中暑、重度安眠药中毒、脑震荡、脑血管疾病等导致体温调节中枢功能失常也可出现发热。如果查不到原因，但依然有低热，可能是自主神经功能紊乱，影响了正常的体温调节而表现为发热，属于功能性发热，如夏季低热、精神紧张或剧烈运动后低热，月经前及妊娠初期的低热等。

选定穴位

●太阳（双侧）、大椎、曲泽、委中。

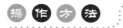

一次取2～3穴，三棱针点刺后，加拔火罐，留罐5分钟，待罐内血液部分凝结时取罐。用无菌干棉球擦净血液。

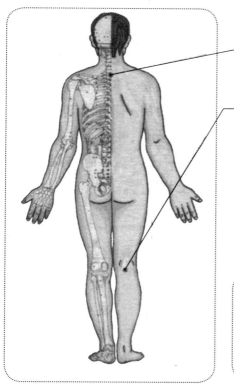

①大椎穴

在后正中线上，第7颈椎棘突下凹陷中。

②委中穴

在腘横纹中点，当股二头肌腱与半腱肌肌腱的中间。

③曲泽穴

在肘横纹中，当肱二头肌腱的尺侧缘。

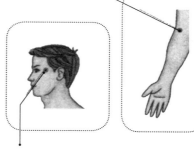

④太阳穴

在颞部，当眉梢与目外眦之间，向后约一横指的凹陷处。

第三节
拔罐治疗支气管哮喘

中医学认为，支气管哮喘属"哮喘"范畴，系由宿痰内伏于肺，每因外邪、饮食、情志、劳倦等诱因而引发，以致痰阻气道、肺失肃降、气道挛急所致。病位主要在肺，但亦与脾肾关系密切。肺失宣降、脾失健运、肾失摄纳为本病发病的根本原因。

◎症状

本病是一种过敏性疾病，多数在幼年或青年时发病，并在春秋季或遇寒时发作。临床上表现为反复发作性伴有哮鸣音的呼气性呼吸困难、胸闷或咳嗽，可自行或在治疗后缓解。若长期反复发作可并发慢性支气管炎、阻塞性肺气肿、肺源性心脏病。

1. 发作期

选定穴位

●风门、肺俞、大椎、膻中、尺泽、定喘穴。

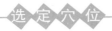

操作方法

在本病的发作期属寒饮者，取风门、肺俞、大椎、膻中穴，施以单纯火罐法、储药罐法（方药用止嗽散：桔梗、甘草、白前、橘红、百部、紫菀煎煮取汁备用），留罐10分钟，每日1次。属痰热者，先以定喘穴行闪罐5~6次，以皮肤发红为度，然后取肺俞、膻中、尺泽穴施行刺络罐法，以三棱针在穴位点刺后，迅速用罐吸拔，留罐10分钟，各穴交替吸拔，每日1次。

2. 缓解期

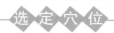

● 大椎、风门、肺俞、身柱、膻中、中府、关元、肾俞、脾俞、足三里穴及背部督脉和膀胱经循行部位。

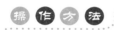

　　缓解期可在背部督脉和膀胱经循行部位进行走罐，至皮肤紫红，亦可在上述穴位进行单纯火罐吸拔，或用储水罐、水气罐留罐，每次10分钟，每日1次。亦可在单纯火罐吸拔后，在吸拔的穴位上涂抹参龙白芥膏；还可以采用刺络留罐，取大椎、肺俞、脾俞、肾俞穴或身柱、关元、膻中、中府穴，先以三棱针点刺穴位后，立即用罐吸拔，留罐10分钟，每次1组穴，每日1次。

　　此外，缓解期的患者可采用拔罐发泡疗法进行预防治疗。以投火法分别吸拔大椎以及肺俞穴，其火力要大，使吸力充足，待罐内皮肤起泡后方可起罐（要用玻璃罐以便于观察），在局部覆盖消毒纱布以保护创面，待水泡自行吸收。

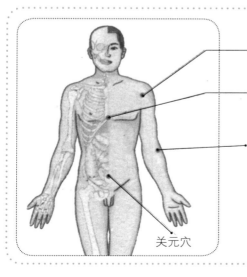

①中府穴

在胸外侧部，云门下1寸，平第1肋间隙处，距前正中线6寸。

②膻中穴

在胸部，当前正中线上，平第4肋间，两乳头连线的中点。

③尺泽穴

在肘横纹中，肱二头肌腱桡侧凹陷处。

④肾俞穴

在腰部，当第2腰椎棘突下，旁开1.5寸。

关元穴

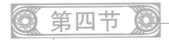

拔罐治疗感冒

感冒又称"伤风"，是一种常见的外感性疾病，一年四季均可发病，尤以人体抵抗力低下及冬春两季气候骤变时发病较多。临床表现为鼻塞、流涕、咽痛、打喷嚏、怕冷，继发头痛、发热、咳嗽、全身酸痛等。感冒患者因外感病邪的不同，有风寒感冒、风热感冒、暑湿感冒等，前两者患病较多。

◎症状

风寒感冒和风热感冒秋冬发病较多。风寒感冒是因风吹受凉而引起的感冒。其症状主要表现为浑身酸痛、鼻塞流涕、咳嗽有痰、脉浮紧或浮缓、发热等；风热感冒是由风热之邪犯表、肺气失和所致。其症状表现为发热重、微恶风、头胀痛、有汗、咽喉红肿疼痛、咳嗽、痰黏或黄、鼻塞流黄涕、口渴喜饮、舌尖边红、苔薄白微黄。

风寒型感冒

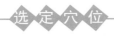

● 取大椎、风门、肺俞、曲池、印堂、太阳、合谷穴以及背部督脉、膀胱经循行部位。

操作方法

拔罐采取闪火法，对穴位施连续闪罐，以皮肤潮红为度，每日1次，或施以单纯火罐，留罐10～15分钟，每日1次。也可与储水罐、药罐配合使用，留罐15～20分钟，每日1次。走罐法：将润滑剂或药液涂在背部，在督脉及膀胱经循行部位连续走罐，至皮肤发红为度，每日施罐1次。

风热型感冒

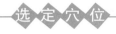选定穴位

●取大椎、肺俞、风池、尺泽穴。

操作方法

　　用刺络拔罐法，首先以三棱针在穴位上进行点刺，至出血为度，然后用罐立即吸拔在点刺的部位上，留罐20分钟，起罐后将吸出的血液用消毒棉球擦净，每日1次。亦可用银翘散、桑菊饮药水煮罐，对穴位施以药罐。

　　此外，对久病体虚的感冒患者，除辨别风寒、风热选穴外，如兼气虚者加拔气海穴、足三里穴；血虚者加拔血海、三阴交穴；阳虚者加拔关元、命门穴。

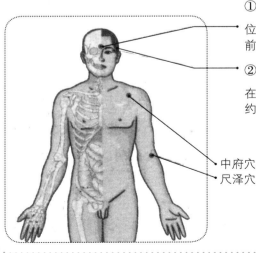

①印堂穴

位于人体前额部，当两眉头间连线与前正中线之交点处。

②太阳穴

在颞部，当眉梢与目外眦之间，向后约一横指的凹陷处。

中府穴
尺泽穴

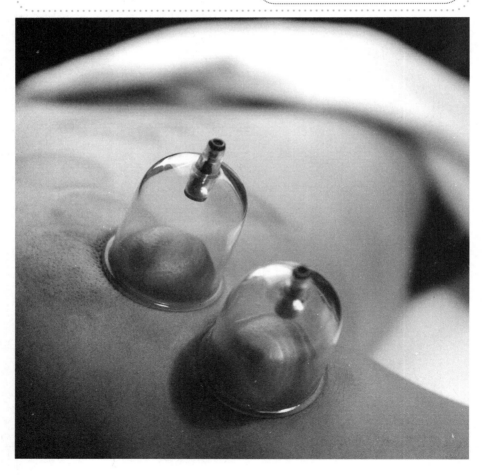

风池穴

大椎穴

风门穴

肺俞穴
曲池穴

膀胱经

③合谷穴

在手背，第1、2掌骨间，当第2掌骨桡侧的中点处。

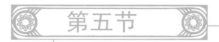

拔罐治疗支气管炎

支气管炎是指气管、支气管黏膜及其周围组织的慢性非特异性炎症。

◎症状

临床上以长期咳嗽、咳痰、喘息以及反复呼吸道感染为特征。部分患者起病之前先有急性上呼吸道感染。导致支气管炎的主要原因有以下几点：病毒和细菌反复感染；气温下降、呼吸道小血管痉挛缺血；烟雾粉尘、污染的大气、吸烟；与过敏因素也有一定关系。

选定穴位

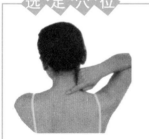

大椎

在颈部下端，第七颈椎棘突下凹陷处。

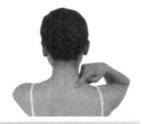

大杼

在背部，当第一胸椎棘突下，旁开1.5寸。

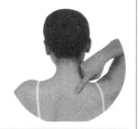

风门

在背部，当第二胸椎棘突下，旁开1.5寸。

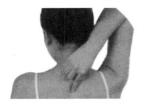

身柱

在背部，当后正中线上，第三胸椎棘突下凹陷中。

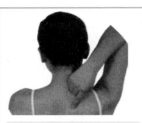

肺俞

在背部，当第三胸椎棘突下，旁开1.5寸。

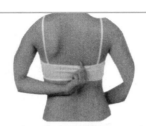

膈俞

在背部，当第七胸椎棘突下，旁开1.5寸。

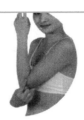

曲池

屈肘，当尺泽与肱骨外上髁连线中点。

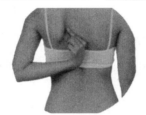

膏肓

在背部，当第四胸椎棘突下，旁开3寸。

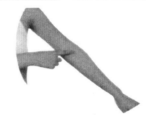

尺泽

在肘横纹中，肱二头肌桡侧凹陷处。

操作方法

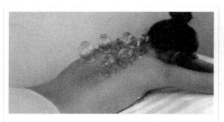

◆ 1.将火罐扣在大椎穴、大杼穴、风门穴、身柱穴、肺俞穴、膏肓穴、膈俞穴上，留罐10~15分钟，以局部皮肤有酸胀痛感为佳。

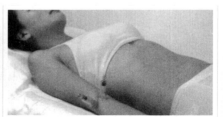

◆ 2.用拔罐器将气罐吸附在曲池穴、尺泽穴上，留罐15分钟，以局部皮肤泛红、充血为度。

第六节

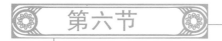
拔罐治疗慢性咽炎

慢性咽炎是黏膜慢性炎症，为呼吸道慢性炎症的一部分。

◎症状

以咽部不适、发干、异物感或轻度疼痛、干咳、恶心、咽部充血呈暗红色等为主要临床表现。因咽分泌物增多，常有清嗓动作，吐白色痰液。

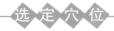

③照海

位于足内侧，内踝尖下方凹陷处

①大椎

在后正中线上，第7颈椎棘突下凹陷中

②肺俞

位于背部，在第3胸椎棘突下，旁开1.5寸

④曲池

位于肘横纹外侧端，屈肘，在尺泽与肱骨外上髁连线中点

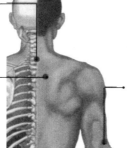

 操作方法

患者取合适体位，对穴位处皮肤进行消毒。用三棱针点刺穴位皮肤，以略出血为度。把罐吸拔在穴位上，留罐10～15分钟。每日1次，10次为1个疗程。

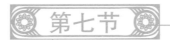

第七节
拔罐治疗低血压

低血压主要是由于高级神经中枢调节血压功能紊乱所引起的以体循环动脉血压偏低为主要症状的一种疾病。本病大致可归属于中医学"眩晕"的范畴，其发病主要与体质虚弱、思虑劳倦、情志因素等有关，病机主要在于各种因素导致心阳不振、阳气不能达于四肢。

◎症状

低血压可分为生理性低血压和病理性低血压两大类。

生理性低血压多无任何症状，亦不影响生存期。生理性低血压多见于年轻妇女，尤以体型瘦长者多见，特别是从事脑力劳动者或办公室工作的女性多见。

病理性低血压即我们所说的低血压病，又可分为急性与慢性两种。急性多见于各种休克和急性心力衰竭；慢性低血压发病原因较多，部分有遗传倾向，或可继发于某些神经性疾病、心血管疾病、慢性营养不良、内分泌紊乱等。另外，还有原发性低血压和直立性低血压。原发性低血压又称为体质性低血压，多见于女性或体质虚弱者；直立性低血压多见于少年和老年人，表现为突然站立时的低血压或长时间站立后出现低血压。

低血压的临床表现有全身乏力、头晕、易疲倦、出汗、心悸等，或有手足发凉、失眠、健忘、胸闷等，重者可突发晕厥等。可因低血压出现的快慢、血压变化的程度等有所不同。

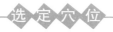

选定穴位

●膻中、中脘、气海、足三里、三阴交、涌泉、膈俞、脾俞、肾俞、关元俞。

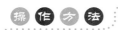

操作方法

　　患者取坐位或卧位，在上述穴位上用真空罐或火罐吸拔，留罐10~15分钟，每日1次，7~10次为一疗程。

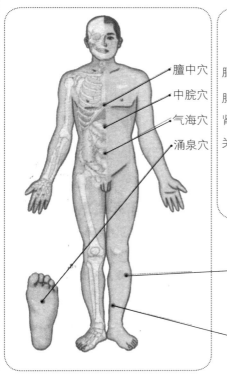

膻中穴
中脘穴
气海穴
涌泉穴

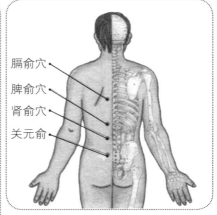

膈俞穴
脾俞穴
肾俞穴
关元俞

①足三里

在小腿前外侧，当犊鼻下3寸，距胫骨前缘一横指（中指）。

②三阴交

在小腿内侧，当足内踝尖上3寸，胫骨内侧缘后方。

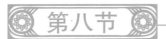

第八节
拔罐治疗高血压

动脉血压高于正常叫做高血压，本病起病隐匿、病程进展缓慢，早期仅在精神紧张、情绪波动或过度劳累之后出现短暂和轻度的血压升高，去除原因或休息后可以恢复，称为波动性高血压。患者可出现头痛、头晕、头胀、耳鸣、眼花、失眠、健忘、注意力不集中、胸闷、乏力、心悸等症状。长期的高血压易并发心、脑、肾的损害。

◎症状

临床根据高血压的严重程度以及对心、脑、肾器官损害的程度，将本病分为轻、中、重三度或1、2、3级。

轻度高血压（1级）：血压在18.7～21.2／12.0～13.2千帕（140～159／90～99毫米汞柱），临床上没有心、脑、肾并发症。

中度高血压（2级）：血压在21.3～23.8／13.3～14.5千帕（160～179／100～109毫米汞柱），伴有1项或1项以上（心、脑、肾）的损伤，但其功能尚可代偿。

重度高血压（3级）：血压大于等于24.0／14.7千帕（180／110毫米汞柱），伴有1项或1项以上（心、脑、肾）的损伤，且功能丧失。

选定穴位

①大椎、肝俞、心俞、灵台、脾俞、肾俞穴。
②第7颈椎至骶尾部督脉及其两侧膀胱经内侧循行线、曲池、足三里或三阴交穴。

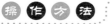

操作方法

　　取①组穴施以刺络罐法，先用三棱针点刺或皮肤针叩刺各穴，然后施用闪火法将罐具吸拔在叩刺的穴位上，留罐10～15分钟，每次1组穴，隔日1次。或取②组穴，先将润滑剂涂抹在背部，然后走罐至皮肤紫红，再在曲池、足三里穴或三阴交穴施以留针罐法吸拔穴位，留罐10～15分钟，每日或隔日1次。

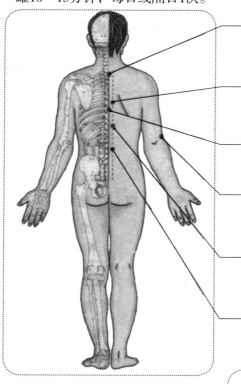

①大椎穴

在后正中线上，第7颈椎棘突下凹陷中。

②心俞穴

在背部，当第5胸椎棘突下，旁开1.5寸。

③灵台穴

在背部，当后正中线上，第6胸椎棘突下凹陷中。

④曲池穴

在肘横纹外侧端，屈肘，当尺泽与肱骨外上髁连线中点。

⑤肝俞穴

在背部，当第9胸椎棘突下，旁开1.5寸。

⑥肾俞穴

在腰部，当第2腰椎棘突下，旁开1.5寸。

⑦足三里

在小腿前外侧，当犊鼻穴下3寸，距胫骨前缘一横指（中指）。

⑧三阴交

在小腿内侧，当足内踝尖上3寸，胫骨内侧缘后方。

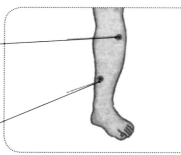

第九节

拔罐治疗高脂血症

高脂血症是指由于脂肪代谢或运动异常使一种或多种血浆脂质浓度超过正常范围。在中医学中无此病名，但其症状可见于"眩晕、中风、脑痹"等病证中，属"痰浊"、"痰瘀"范畴。

◎症状

高脂血症是一组以脏腑功能失调、膏脂输化不利而致以痰浊为主要致病因素的疾病。痰浊致病周身无处不到。在临床上，有的患者因脾虚痰瘀阻络而肢麻；有的因肝肾不足聚痰生瘀而致头痛眩晕；有的因心脾不足痰瘀阻痹胸阳而致胸痹；有的因脾肾两虚痰瘀阻窍而成痴呆。这些患者通过化痰浊、行痰瘀治疗均可取得一定疗效。

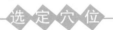

肺俞、厥阴俞、心俞、督俞、曲池、合谷、郄门、间使、内关、通里、足三里、三阴交、公孙、太冲。

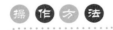

取上穴，以单纯火罐法吸拔穴位，留罐10分钟，每日1次。

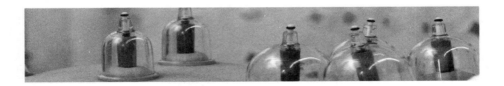

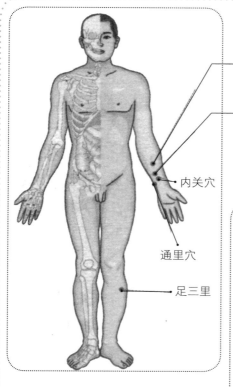

内关穴

通里穴

足三里

①郄门穴

在前臂掌侧曲泽与大陵的连线
上，腕横纹上5寸。

②间使穴

在前臂掌侧，当曲泽与大陵的连
线上，腕横纹上3寸，掌长肌腱与
桡侧腕屈肌腱之间。

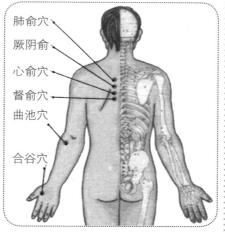

肺俞穴

厥阴俞

心俞穴

督俞穴

曲池穴

合谷穴

③公孙穴

在足内侧缘，当第一跖骨基底部
的前下方。

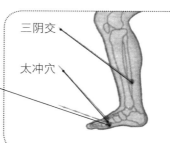

三阴交

太冲穴

第十节

拔罐治疗糖尿病

糖尿病是一种常见的代谢性内分泌疾病，病因大多未明，是胰岛素绝对或相对分泌不足所引起的包括糖、蛋白质、脂肪、水及电解质等代谢紊乱，病情严重时可导致酸碱平衡失常。其特点为血糖过高、糖尿、葡萄糖耐量减低及胰岛素释放试验异常。

◎症状

临床上将糖尿病分为三型：即胰岛素依赖型，亦称1型（脆性或青幼年型糖尿病）；非胰岛素依赖型，亦称2型，（稳定性或老年型糖尿病）；还有其余型糖尿病，包括胰源性糖尿病，内分泌性糖尿病，药源性及化学性糖尿病等。临床上前两型占绝大多数，属原发性糖尿病，有明显遗传倾向。其余型则大部分属继发性糖尿病，受后天因素影响较大，如胰源性糖尿病，是由于胰腺切除、胰腺炎等引起的胰岛素分泌不足所致。

糖尿病患者的典型症状有多尿、多食、多饮。并伴有疲乏、消瘦、虚弱、面容憔悴、精神不振、劳动力减弱、皮肤瘙痒、四肢酸痛、麻木、腰痛、性欲降低、阳痿不育、月经失调、便秘、视力障碍等症状。

糖尿病晚期常出现严重并发症，如糖尿病酸中毒、昏迷、感染、心血管病变、肾脏病变、神经病变、眼病变等。

选定穴位

●肺俞、脾俞、三焦俞、肾俞、足三里、三阴交、太溪穴。

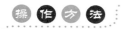

　　取上穴，采用单纯火罐法吸拔穴位，留罐10分钟，每日1次。或采用背部俞穴走罐，先在肺俞至肾俞段涂抹润滑剂，然后走罐至皮肤潮红或皮肤出现痧点为止，隔日1次。

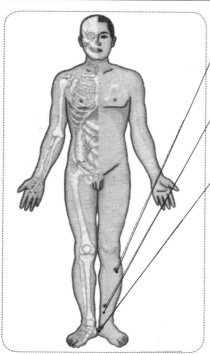

①足三里穴

在小腿前外侧，当犊鼻下3寸，距胫骨前缘一横指（中指）。

②三阴交穴

在小腿内侧，当足内踝尖上3寸，胫骨内侧缘后方。

③太溪穴

在足内侧，内踝后方，当内踝尖与跟腱之间的凹陷处。

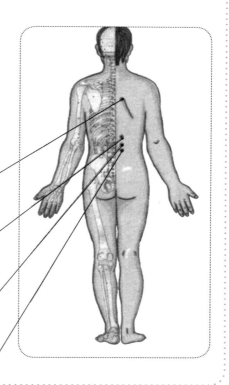

④肺俞穴

在背部，当第3胸椎棘突下，旁开1.5寸。

⑤脾俞穴

在背部，当第11胸椎棘突下，旁开1.5寸。

⑥三焦俞穴

在腰部，当第1腰椎棘突下，旁开1.5寸。

⑦肾俞穴

在腰部，当第2腰椎棘突下，旁开1.5寸。

第十一节
拔罐治疗心绞痛

心绞痛是由于冠状动脉供血不足，心肌急剧而短暂的缺血缺氧引起的，以阵发性胸前区压榨性闷痛不适为主要表现的临床综合征。

◎症状

本病发病以40岁以上男性多见，常见诱因为劳累、情绪激动、饱食、天气变化、急性循环衰竭等。发病原因多见于冠状动脉粥样硬化，亦可见于主动脉瓣狭窄或关闭不全、梅毒性主动脉炎、肥厚性心肌病、先天性心脏病、风湿性心脏病等。

典型心绞痛发作有以下特点：突发胸痛，可放射至左肩、左背；疼痛多为钝性疼痛，呈压榨性、窒息性或伴严重的压迫感；常有一定的诱发因素，如精神紧张、情绪激动、饱餐、过度劳累等；历时短暂，常为1~5分钟；休息或含用硝酸甘油片后能迅速缓解。

◎根据心绞痛的特点，分为劳力性心绞痛和自发性心绞痛两类。劳力性心绞痛根据病情和病程长短，又分为三型。

（1）稳定型劳力性心绞痛：符合上述心绞痛的特点，病程持续1个月或1个月以上。

（2）初发型劳力性心绞痛：发作特征如上，但病程在1个月以内。

（3）恶化型劳力性心绞痛：原有稳定性心绞痛发作次数、严重程度及持续时间突然加重，含用硝酸甘油的疗效减退。自发性心绞痛可在休息或夜间发作，持续时间较长、程度较重，且不易为硝酸甘油所缓解。

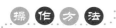

● 至阳、心俞、巨阙、膻中、膈俞穴。

操作方法

取上穴，采用单纯火罐法吸拔穴位，留罐10分钟，每日1次。或采用背部俞穴走罐，先在肺俞至肾俞段涂抹润滑剂，然后走罐至皮肤潮红或皮肤出现痧点为止，隔日1次。

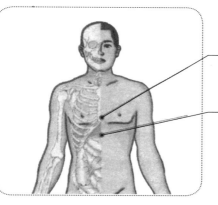

①膻中穴

在胸部，当前正中线上，平第4肋间，两乳头连线的中点。

②巨阙穴

在上腹部，前正中线上，当脐中上6寸。

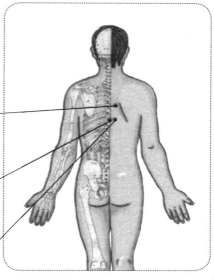

③心俞穴

在背部，当第5胸椎棘突下，旁开1.5寸。

④至阳穴

在背部，当后正中线上，第7胸椎棘突下凹陷中。

⑤膈俞穴

在背部，当第7胸椎棘突下，旁开1.5寸。

第十二节
拔罐治疗冠心病

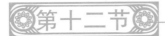

冠状动脉粥样硬化性心脏病简称冠心病，是一种最常见的心脏病，是指因冠状动脉狭窄、供血不足而引起的心肌机能障碍或器质性病变，故又称为缺血性心肌病。

◎症状

冠心病多发生于40岁以上的中老年人，其主要症状表现为胸闷、心悸，阵发性胸骨后、心前区疼痛，可放射至左肩、左前臂内侧达无名指与小指。可有濒死感，一般1～5分钟可自行缓解。常由劳累、情绪激动、受寒或饱餐诱发。病情发展可引起心肌梗死。

选定穴位

天突、膻中、巨阙、中脘、曲泽、内关、神门、足三里、大杼、厥阴俞、心俞、膈俞、肝俞。

操作方法

（1）用闪火法将罐吸附于厥阴俞、心俞、内关、神门；或用抽气罐法。

（2）沿足太阳膀胱经的大杼至膈俞、任脉的天突至巨阙、手厥阴心包经的曲泽至内关来回走罐。

（3）取膻中、心俞、厥阴俞、中脘、足三里、内关，涂敷药膏（由川芎、红花、延胡索、冰片、麝香、硝酸甘油共研细末调糊）后。用闪火法拔罐。

注 意

　　拔罐对缓解和减少心绞痛发作次数有一定疗效，但频发、加重或心肌梗死时应及时去医院治疗。

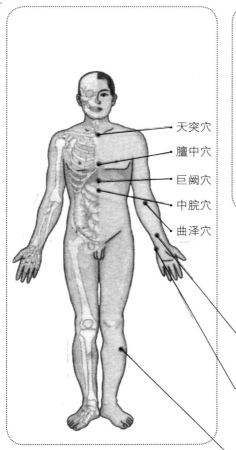

天突穴
膻中穴
巨阙穴
中脘穴
曲泽穴

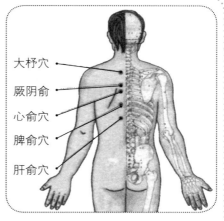

大杼穴
厥阴俞
心俞穴
脾俞穴
肝俞穴

①内关穴

掌侧腕横纹上2寸，掌长肌腱与桡侧腕屈肌腱之间。

②神门穴

在腕部，腕掌侧横纹尺侧端，尺侧腕屈肌腱的桡侧凹陷处。

③足三里

在小腿前外侧，当犊鼻下3寸，距胫骨前缘一横指（中指）。

第十三节

拔罐治疗功能性心律失常

心律失常通俗地说，就是心脏跳动的节律不整齐。一个正常人心跳的频率为60~100次/分钟。心律失常在中医里属于"心悸"的范畴，发生时，患者自觉心跳快而强，有不适感和心慌感。

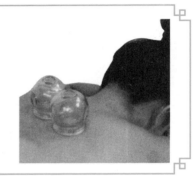

◎症状

正常人也会出现心律失常，去除诱因后可以得到缓解，此种情况在医学上称为"一过性心悸"，引发的因素有运动、情绪激动、吸烟、饮酒、冷刺激等。

选定穴位

三焦俞、肾俞、志室、膀胱俞、天枢、气海、内关、合谷、足三里。

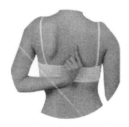

心俞

在背部，当第五胸椎棘突下，旁开1.5寸。

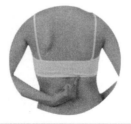

脾俞

在背部，当第十一胸椎棘突下，旁开1.5寸。

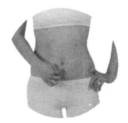

气海

在下腹部，前正中线上，当脐中下1.5寸。

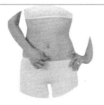

关元

在下腹部，前正中线上，当脐中下3寸。

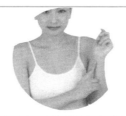

内关

在前臂掌侧，当曲泽与大陵的连线上，腕横纹上2寸，掌长肌腱与桡侧腕屈肌腱之间。

操作方法

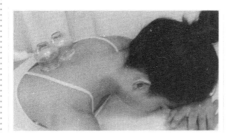

◆ 1.点燃棉球后，伸入罐内旋转一圈马上抽出，然后迅速将火罐扣在心俞穴上，留罐10～15分钟，以局部皮肤潮红为度。

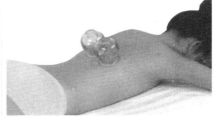

◆ 2.点燃棉球，伸入罐内旋转一圈马上抽出，然后迅速将火罐扣在脾俞穴上，留罐10～15分钟，以局部皮肤潮红为度。

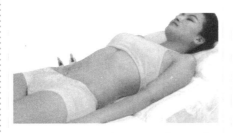

◆ 3.用拔罐器将气罐吸附在气海穴、关元穴上，留罐15分钟，以局部皮肤泛红、充血为度。

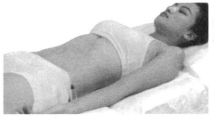

◆ 4.用拔罐器将气罐吸附在内关穴上，留罐15分钟，以局部皮肤泛红、充血为度。

第十四节
拔罐治疗心脏神经官能症

心脏神经官能症是指中枢神经功能失调，影响自主神经功能，造成心脏神经功能活动暂时性失调的心脏病。本病多因精神刺激或思虑过度等因素引起，20～40岁女性多见。

◎症状

本病主要症状表现为心悸心烦、心前区不适或疼痛，多为持续性或短暂性刺痛，头晕目眩，气短汗出，失眠，易激动，记忆力减退。多见于青壮年女性，出现心血管系统的症状多种多样，时轻时重但多不严重，一般无器质性心脏病证据，但可与器质性心脏病同时存在或在后者的基础上发生。病史应详细询问有无焦虑、情绪激动、精神创伤或过度劳累等诱因，是否曾被诊断为"心脏病"，心慌、气短或心前区不适等感觉与活动、劳累和心情的相关关系，睡眠状况如何。既往的心脏检查结果、用药史及疗效有助于诊断。

选定穴位

心俞、膈俞、肝俞、脾俞、胆俞、内关、神门、足三里、阳陵泉、丰隆、三阴交。

操作方法

◆ （1）火罐法：用闪火法将罐吸附于心俞、肝俞、脾俞、膈俞、足三里、内关；或用抽气罐法吸附于上述穴位。

◆ （2）针罐法：取肝俞、心俞、胆俞、阳陵泉、三阴交、内关、神门，局部常规消毒后，用毫针针刺，起针后，用闪火法拔罐。

◆ （3）刺络拔罐法：取心俞、膈俞、肝俞、胆俞、丰隆、三阴交、内关，局部常规消毒后，用三棱针点刺局部出血，立即用闪火法拔罐于点刺部位。

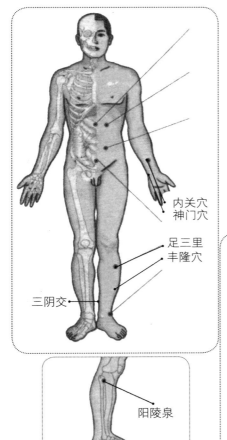

内关穴
神门穴

足三里
丰隆穴

三阴交

阳陵泉

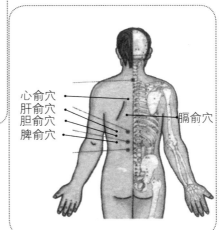

心俞穴
肝俞穴
胆俞穴
脾俞穴

膈俞穴

第十五节

拔罐治疗风湿性心脏病

风湿性心脏病又称为风湿性心瓣膜病，简称风心病，是指由于急性风湿热引起心脏瓣膜发生炎症性损害，瓣膜增厚、粘连，复经多次发作（风湿活跃）使瓣膜病变加重，甚至纤维化和钙化，并可累及其支持结构如乳头肌、腱索，最后遗留心脏瓣膜狭窄或关闭不全的一种疾病。

◎症状

风湿性心脏病主要以心脏二尖瓣或二尖瓣合并主动脉瓣病变较为常见，表现为瓣膜狭窄或闭锁不全引起的一系列临床症状，如呼吸困难、咯血、胸痛、头晕、耳鸣、眩晕、昏厥、心绞痛及左心衰竭等，容易发生猝死，并常有活动性风湿病的反复发作，病程迁延多年。

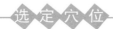

心俞、肺俞、膻中、水分、中极、曲泽、间使、通里、神门、阳陵泉、飞扬。

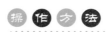

用火罐法，取上穴单罐或多罐吸拔，留罐10分钟，每隔1～2日1次。

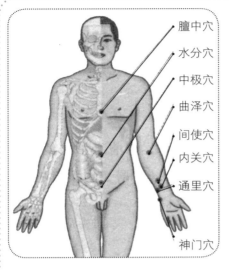

膻中穴
水分穴
中极穴
曲泽穴
间使穴
内关穴
通里穴

神门穴

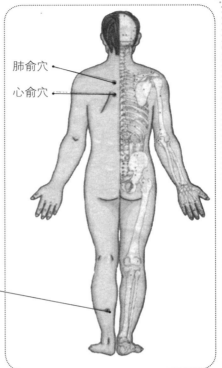

肺俞穴
心俞穴

①飞扬穴

在小腿后面，外踝后，昆仑直上7
寸，承山穴外下方1寸处。

②阳陵泉

在小腿外侧，当腓骨小头前下方
凹陷处。

第十六节
拔罐治疗胃炎

胃炎系指各种原因所致的急性或慢性胃黏膜的炎性变化。本病属中医学"胃脘痛"范畴。胃为阳土，喜润恶燥，为五脏六腑之大源，乃多气多血之经，主受纳腐熟水谷，其气以和降为顺。所以感受外邪，内伤饮食，情志失调，劳倦过度，皆可伤及胃腑，致胃气失和、气机瘀滞、胃脘作痛。

◎症状

胃炎有急性胃炎和慢性胃炎之分。急性胃炎起病较急，多因饮食不慎引起，多发生于夏秋季，主要表现为上腹部持续疼痛，并常伴有恶心、呕吐、腹泻、发热等。也可因饮食不节、长期食用刺激性食物而致。急性不愈，迁延日久，可转变为慢性胃炎。慢性胃炎临床表现多无特异性症状，一般有阵发性或持续性上腹部不适、胀痛或烧灼感及食欲不振、恶心、呕吐、泛酸等。按组织学可以分为浅表性胃炎、萎缩性胃炎、肥厚性胃炎三大类。胃镜检查有助于确诊。

急性胃炎

选定穴位

大椎、中脘、天枢、关元、内关、足三里、解溪。

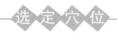

火罐法，取上穴单罐或多罐吸拔，留罐10~15分钟，每隔1~2日1次。

慢性胃炎

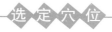

中脘、梁门、足三里、肝俞、脾俞、胃俞。

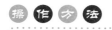

◆ （1）留罐法：俯卧位，用真空罐或火罐吸拔于肝俞、脾俞、胃俞穴，留罐10～15分钟；再仰卧位，拔中脘、梁门、足三里穴，留罐10～15分钟。每日治疗1次，10次为一疗程。

◆ （2）针罐法：先针刺中脘、梁门、足三里、肝俞、脾俞、胃俞穴，然后选择大小适中的火罐，再在上述的穴位拔罐，留罐10～15分钟。

◆ （3）走罐法：俯卧位，在背部涂上适量的按摩乳或油膏，选择大小适宜的玻璃罐或竹罐，用闪火法将罐吸拔于背部，然后沿背部脊柱两侧的足太阳膀胱经循行，重点在肝俞、脾俞、胃俞，做上下来回走罐数次，直至局部皮肤潮红。再将火罐吸拔于肝俞、脾俞、胃俞穴，留罐10分钟。

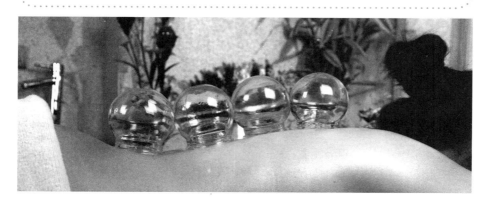

◆ 上述方法同样适用于治疗胃痉挛。

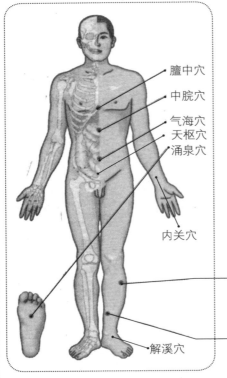

膻中穴
中脘穴
气海穴
天枢穴
涌泉穴
内关穴
解溪穴

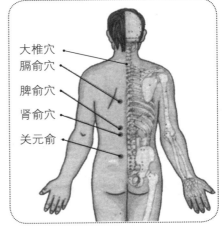

大椎穴
膈俞穴
脾俞穴
肾俞穴
关元俞

①足三里

在小腿前外侧，当犊鼻下3寸，距胫骨前缘一横指（中指）。

②三阴交

在小腿内侧，当足内踝尖上3寸，胫骨内侧缘后方。

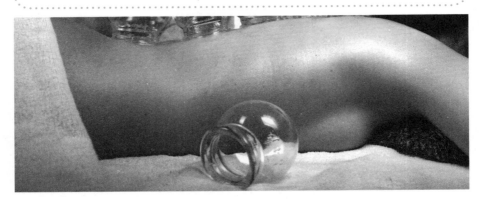

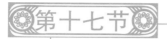

第十七节 拔罐治疗胃下垂

胃下垂是内脏下垂最常见的疾病。正常人的胃呈牛角形，位于腹腔上部。如果胃由牛角形变成鱼钩形垂向腹腔下部，出现食欲减退、饭后腹胀等消化系统症状，即患了胃下垂。

◎症状

胃下垂是胃体下降至生理最低线以下的位置。多因长期饮食失节，或劳倦过度，致中气下降、升降失常所致。患者感到腹胀（食后加重，平卧减轻）、恶心、嗳气、胃痛（无周期性及节律性，疼痛性质与程度变化很大），偶有便秘、腹泻，或交替性腹泻及便秘。患此病者，多为瘦长体型，可伴有眩晕、乏力、直立性低血压、昏厥、体乏无力、食后胀满、食欲差、嗳气、恶心、头晕、心悸等症状。

依据患者病史及临床表现以及饮水超声波试验、X线检查表现较易确诊。胃下垂的程度一般以小弯切迹低于两髂嵴连线水平1～5厘米为中度，11厘米以上为重度。

选定穴位

百会、大椎、脾俞、胃俞、中脘、气海穴。

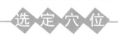操作方法

首先用艾条灸百会穴，灸5分钟，然后采用抽气罐法吸拔百会穴；再用单纯火罐法吸拔各穴，留罐15分钟，隔日1次。亦可采用刺络罐法，用三棱针点刺上述穴位，然后用闪火法将罐吸拔在点刺穴位上，留罐5～10分钟，隔日1次。

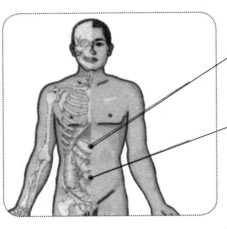

①中脘穴

在上腹部，前正中线上，当脐中上4寸。

②气海穴

在下腹部，前正中线上，当脐中下1.5寸。

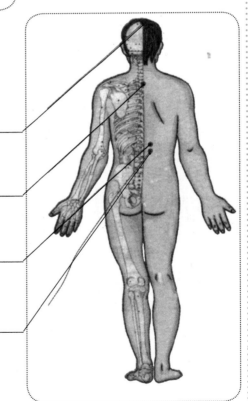

③百会穴

在头部，当前发际正中直上5寸，或两耳尖连线中点处。

④大椎穴

在后正中线上，第7颈椎棘突下凹陷中。

⑤脾俞穴

在背部，当第11胸椎棘突下，旁开1.5寸。

⑥胃俞穴

在背部，当第12胸椎棘突下，旁开1.5寸。

第十八节
拔罐治疗消化性溃疡

消化性溃疡是消化道黏膜发生溃疡而引起的疾病。消化性溃疡的发病与多种因素有关，如遗传因素、地理环境因素、精神因素（如长期焦虑、忧伤、怨恨、紧张等）、饮食因素（如暴饮暴食、不规则进食、常饮浓茶及浓咖啡、烈酒、常食用辛辣调料和泡菜、偏食、饮食过快等）、长期大量吸烟、幽门螺杆菌感染等。

◎症状

消化性溃疡的症状轻重不一，轻者可无症状，重者以长期性、周期性和节律性中上腹痛为主，同时可伴有唾液分泌增多、反胃、吐酸水、嗳气、恶心、呕吐及失眠、缓脉、多汗等症状。腹痛具有长期反复发作的特点，整个病程平均6～7年，有的可长达一二十年，甚至更长。疼痛常受精神刺激、过度疲劳、饮食不慎、气候变化等因素诱发或加重；可因休息、进食、服抑酸药物、用手按压、呕吐而减轻。

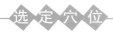

肝俞、脾俞、胃俞、中脘、梁丘、足三里。

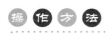

取上穴，采用单纯火罐法吸拔穴位，留罐10分钟。亦可在上述穴位施行刺络罐法，先以三棱针点刺穴位，然后将火罐吸拔在点刺穴位上，留罐5分钟，每日1次。

此外，也可在患者背部脊柱第七胸椎至第十二胸椎旁开1.5寸处，按压寻找压痛点，然后用闪火法将罐吸拔在压痛点处，留罐15分钟；或用药罐，即在罐内先盛储生姜汁（约占罐的1／3），再紧扣在压痛点上，然后按抽气罐操作方法，抽去空气，使罐吸在皮肤上。留罐5～10分钟，隔日1次。

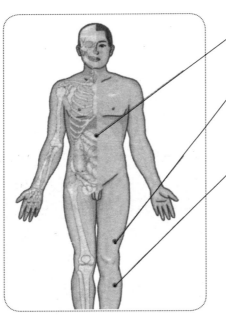

①中脘穴

在上腹部，前正中线上，当脐中上4寸。

②梁丘穴

屈膝，大腿前面，当髂前上棘与髌底外侧端的连线上，髌底上2寸。

③足三里穴

在小腿前外侧，当犊鼻下3寸，距胫骨前缘一横指（中指）。

④肝俞穴

在背部，当第9胸椎棘突下，旁开1.5寸。

⑤脾俞穴

在背部，当第11胸椎棘突下，旁开1.5寸。

⑥胃俞穴

在背部，当第12胸椎棘突下，旁开1.5寸。

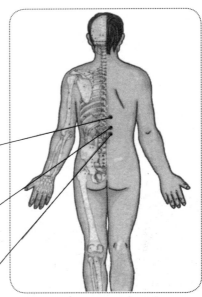

第十九节

拔罐治疗慢性胰腺炎

慢性胰腺炎是指胰腺的细胞被逐渐破坏，不可逆转的纤维化，胰腺变硬、变形，胰液通过的主胰管变窄或闭塞的疾病。

◎ 症状

慢性胰腺炎早期仅见上腹部不适、食欲不振、阵发性上腹部疼痛，放射到上腰区，食后加重，身体坐位前屈时减轻。疼痛加剧且成持续性，常伴有恶心、呕吐、脂肪泻（大便量多、色灰黄，有奇臭，含大量脂肪），或有持续性、间歇性黄疸，或发热、或呕血，久病以后可有消瘦、衰弱及营养不良。本病男性发病多于女性。

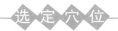

肝俞、脾俞、魂门、筋缩、意舍、脊中、中脘、天枢、足三里、丰隆、丘墟。

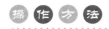

取上穴，以单纯火罐法吸拔穴位，留罐10分钟，每日1次。

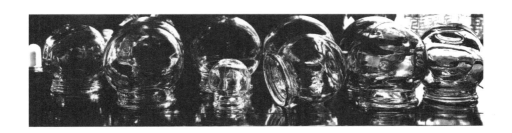

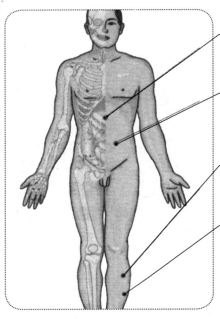

①中脘穴

在上腹部，前正中线上，当脐中上4寸。

②天枢穴

在腹中部，平脐中，距脐中2寸。

③足三里穴

在小腿前外侧，当犊鼻下3寸，距胫骨前缘一横指（中指）。

④丰隆穴

在小腿前外侧，当外踝尖上8寸，条口外，距胫骨前缘二横指（中指）。

⑤魂门穴

在背部，当第9胸椎棘突下，旁开3寸。

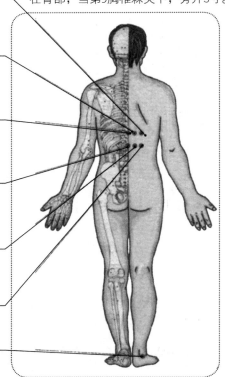

⑥肝俞穴

在背部，当第9胸椎棘突下，旁开1.5寸。

⑦筋缩穴

在背部，当后正中线上，第9胸椎棘突下凹陷中。

⑧脊中穴

在背部，当后正中线上，第11胸椎棘突下凹陷中。

⑨脾俞穴

在背部，当第11胸椎棘突下，旁开1.5寸。

⑩意舍穴

在背部，当第11胸椎棘突下，旁开3寸。

⑪丘墟穴

在外踝的前下方，当趾长伸肌腱的外侧凹陷处。

第二十节

拔罐治疗胃肠神经官能症

　　胃肠道功能紊乱，又称胃肠神经官能症，是一组胃肠综合征的总称，精神因素为本病发生的主要诱因，如情绪紧张、焦虑、生活与工作上的困难、烦恼、意外不幸等，均可干扰高级神经的正常活动，进而引起胃肠道的功能障碍。

◎症状

　　该病多见于青壮年，且女性高于男性。临床胃部症状表现如出现呕吐、恶心、厌食、反酸、嗳气、食后饱胀、上腹不适或疼痛。肠部症状表现如腹痛或不适、腹胀、肠鸣、腹泻或便秘。但常伴见失眠、焦虑、精神涣散、精神失常、头痛等其他功能性症状。

选定穴位

膻中、期门、中脘、肝俞、胃俞、内关、梁丘、足三里、丰隆、三阴交。

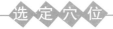

　　◆（1）针罐法：取肝俞、胃俞、中脘、内关、梁丘、足三里、三阴交，消毒后，用毫针针刺，然后用闪火法拔罐于针上。

　　◆（2）刺络拔罐法：取膻中、期门、丰隆、三阴交及背部压痛点，局部常规消毒后，用三棱针点刺，然后用闪火法拔罐于点刺部位。

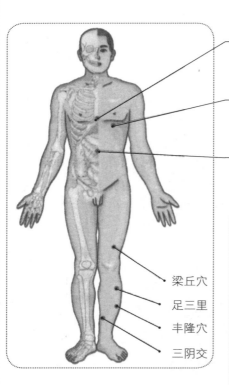

①膻中穴

在胸部，当前正中线上，平第4肋间，两乳头连线的中点。

②期门穴

在胸部，当乳头直下，平第6肋间隙，前正中线旁开4寸。

③中脘穴

在上腹部，前正中线上，当脐中上4寸。

梁丘穴
足三里
丰隆穴
三阴交

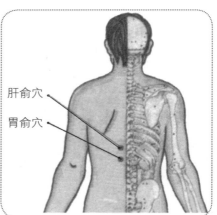

肝俞穴
胃俞穴

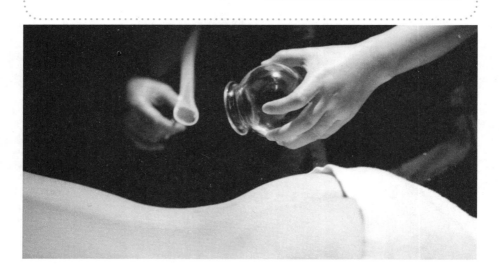

第二十一节

拔罐治疗便秘

中医学认为，便秘系大肠传导功能失常所致，但常与脾、胃、肺、肝、肾等脏腑功能失调有关。外感寒热之邪、内伤饮食情志、阴阳气血不足等皆可形成便秘。概括说来，便秘的直接原因不外乎热、气、冷、虚四种，胃肠积热者发为热秘，气机瘀滞者发为气秘，阴寒积滞者发为冷秘，气血阴阳不足发为虚秘。

◎症状

便秘是临床上的常见症状，以大便次数减少、粪便干燥难解为特征。在正常情况下，食物通过胃肠道，经过消化、吸收，剩余残渣的排泄常需24~48小时。若排便间隔48小时以上，一般可视为便秘。但也有人习惯于2~3天排便1次，而无便秘症状，不能视为便秘。反之，有时因排便困难，以致一日排便数次，但每次量少，部分粪便仍留滞肠内者，仍应视为便秘。

选 定 穴 位

● 天枢、支沟、上巨虚、脾俞、胃俞、大肠俞。

操 作 方 法

患者取仰卧位，选择大小合适的罐，将罐拔在腹面所选的穴位上，留罐10~15分钟。然后，患者取俯卧位，采用同样的方法在背面所选的穴位上进行治疗。每周2~3次。10次为一疗程，疗程间休息1周。

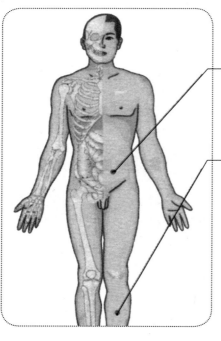

①天枢穴

在腹中部，平脐中，距脐中2寸。

②上巨虚穴

在小腿前外侧，当犊鼻穴下6寸，距胫骨前缘一横指（中指）。

③脾俞穴

在背部，当第11胸椎棘突下，旁开1.5寸。

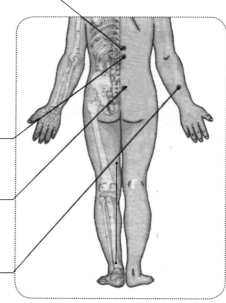

④胃俞穴

在背部，当第12胸椎棘突下，旁开1.5寸。

⑤大肠俞穴

在腰部，当第4腰椎棘突下，旁开1.5寸。

⑥支沟穴

在前臂背侧，当阳池与肘尖的连线上，腕背横纹上3寸，尺骨与桡骨之间。

第二十二节
拔罐治疗腹泻

腹泻是指排便次数明显超过平日习惯的频率，粪质稀薄，水分增加，每日排便量超过200克，或含未消化食物或脓血、黏液。本病属中医学"泄泻"范畴。外感风寒暑热湿等邪气，内伤饮食情志、脏腑失调皆可致泻。外邪之中湿邪最为重要，内伤中脾虚最为关键，脾虚湿盛乃泄泻发生的关键病机。泄泻的病位在肠，但关键病变脏腑在脾胃，与肝、肾亦有密切的关系。

◎症状

腹泻可分为急性和慢性两种。主要症状为排便次数增多，大便稀薄，水样或带有不消化食物，伴有肠鸣、腹痛、食欲不振、面色无华、神疲乏力、消瘦等症。大便镜检可发现有血液、脓球、脂肪球或黏液以及未消化食物等。引起腹泻的原因很多，常见的有胃源性腹泻、肠源性腹泻、内分泌紊乱性腹泻及功能性腹泻等。

选定穴位

● 天枢、中脘、气海、合谷、足三里、上巨虚、三阴交。
● 脾俞、胃俞、肾俞、大肠俞。

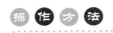

急性腹泻取第一组穴位，患者取仰卧位，选择大小合适的罐拔在所选的穴位上，留罐10～15分钟。每日1次，3次为一疗程。

慢性腹泻者可两组穴位交替使用，治疗时取适当的体位，选择大小合适的罐拔在所选的穴位上，留罐10～15分钟。每周2～3次，10次为一疗程，疗程间休息1周。

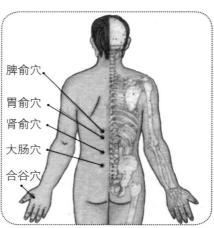

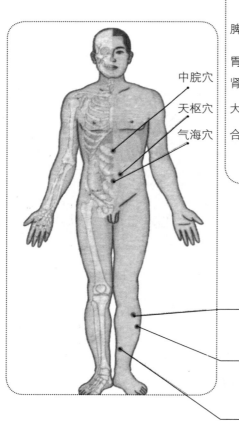

①足三里

在小腿前外侧，当犊鼻穴下3寸，距胫骨前缘一横指（中指）。

②上巨虚

在小腿前外侧，当犊鼻穴下6寸，距胫骨前缘一横指（中指）。

③三阴交

在小腿内侧，当足内踝尖上3寸，胫骨内侧缘后方。

第二十三节
拔罐治疗消化不良

消化不良是一种临床症候群，主要是由胃动力障碍所引起的疾病，也包括胃蠕动不良的胃轻瘫和食道反流病。

◎病因

引起消化不良的病因很多，包括胃和十二指肠部位的慢性炎症，胃痉挛，患者精神不愉快、长期闷闷不乐或突然受到猛烈的刺激等均可引起。

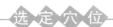

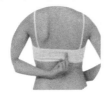

肝俞

在背部，当第九胸椎棘突下，旁开1.5寸。

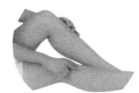

阳陵泉

在小腿外侧，当腓骨头前下方凹陷处。

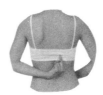

胆俞

在背部，当第十胸椎棘突下，旁开1.5寸。

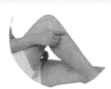

足三里

当犊鼻下3寸，距胫骨前缘一横指（中指）。

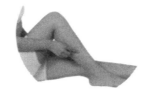

丰隆

在小腿前外侧，当外踝尖上8寸，条口外，距胫骨前缘二横指（中指）。

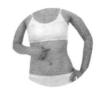

中脘

在上腹部，前正中线上，当脐中上4寸。

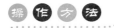

操作方法

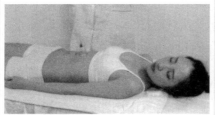

◆ 1.用拔罐器将气罐吸附在中脘穴上，留罐10分钟，以局部皮肤有酸胀痛感为佳。

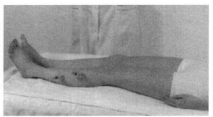

◆ 2.用拔罐器将气罐吸附在足三里穴和丰隆穴上，留罐15分钟，以局部皮肤泛红、充血为度。

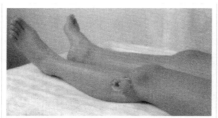

◆ 3.用拔罐器将气罐吸附在阳陵泉穴上，留罐15分钟，以局部皮肤泛红、充血为度。

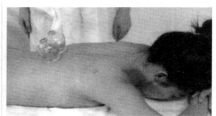

◆ 4.点燃棉球后，伸入罐内旋转一圈马上抽出，将火罐扣在肝俞穴和胆俞穴上，留罐10～15分钟。

第二十四节
拔罐治疗腹胀

腹胀在临床上是较为常见的一种消化系统症状。腹胀即腹部胀大或胀满不适，可以是一种主观的感觉，感到腹部的一部分或全腹部胀满，客观可见腹部一部分或全腹部膨隆。

◎病因

一般来说，导致腹胀这种症状出现的原因有很多也很复杂，如有急性胆囊炎、胰腺炎、肠梗阻、慢性胃炎功能性消化不良、肠易激综合征等均可导致腹胀。

选定穴位

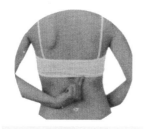

脾俞

在背部，当第十一胸椎棘突下，旁开1.5寸。

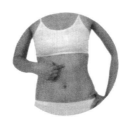

中脘

在上腹部，前正中线上，当脐中上4寸。

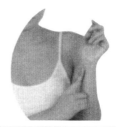

内关

腕横纹上2寸，掌长肌肌腱与桡侧腕屈肌肌腱之间。

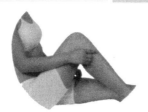

足三里

在小腿前外侧，当犊鼻下3寸，距胫骨前缘一横指（中指）。

丰隆

在小腿前外侧，当外踝尖上8寸，条口外，距胫骨前缘两横指（中指）。

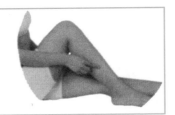

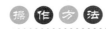

操作方法

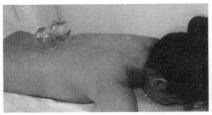

◆ 1.点燃棉球后，伸入罐内旋转一圈马上抽出，将火罐扣在脾俞穴上，留罐10分钟，以被拔罐部位充血，并有少量瘀血被拔出为度。

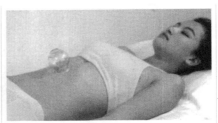

◆ 2.用同样的操作方法将火罐拔扣在中脘穴上，留罐15分钟，以局部皮肤泛红、充血为度。

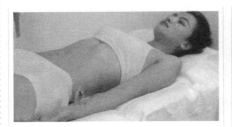

◆ 3.用拔罐器将气罐吸附在内关穴上，留罐15分钟，以局部皮肤泛红、充血为度。

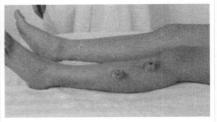

◆ 4.用拔罐器将气罐吸附在足三里穴和丰隆穴上，留罐15分钟，以局部皮肤泛红、充血为度。

第二十五节

拔罐治疗急性肠炎

急性肠炎是消化系统疾病中较为常见的疾病，可发生在任何年龄阶段，以夏秋季发病较多，而且公共卫生欠佳地区好发生，及时治疗，愈后良好。

◎症状

急性肠炎常与肠道感染包括肠道病毒（如柯萨奇、埃可病毒）和其他病毒、细菌（如杆菌、沙门氏菌、金黄色葡萄球菌、霍乱、肠道白色念球菌）、肠阿米巴、寄生虫等有关。

选定穴位

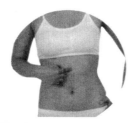

中脘

在上腹部，前正中线上，当脐中上4寸。

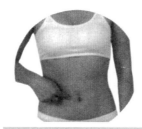

天枢

在腹中部，距脐中2寸。

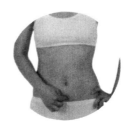

关元

在下腹部，前正中线上，当脐中下3寸。

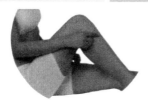

足三里

当犊鼻下3寸，距胫骨前缘一横指（中指）。

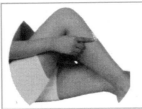

上巨虚

在小腿前外侧，当犊鼻下6寸，距胫骨前缘一横指（中指）。

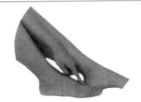

太冲

在足背侧，当第一跖骨间隙的后方凹陷处。

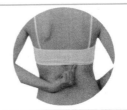

脾俞

在背部，当第十一胸椎棘突下，旁开1.5寸。

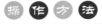 操作方法

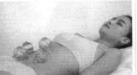

◆ 1.点燃棉球后，伸入罐内旋转一圈马上抽出，将火罐扣在中脘穴、天枢穴、关元穴上，留罐10分钟。

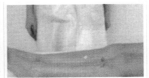

◆ 2.用拔罐器将气罐吸附在足三里穴上，留罐10分钟，以被拔罐部位充血，并有少量瘀血被拔出为度。

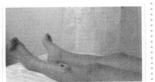

◆ 3.用拔罐器将气罐吸附在上巨虚穴上，留罐10分钟，以局部皮肤泛红、充血为度。

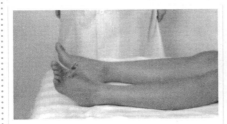

◆ 4.用拔罐器将气罐吸附在太冲穴上，留罐10分钟，以局部皮肤有抽紧感为度。

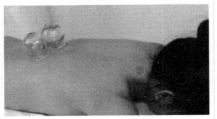

◆ 5.点燃棉球后，伸入罐内旋转一圈马上抽出，将火罐扣在脾俞穴上，留罐10分钟，以局部皮肤泛红、充血为度。

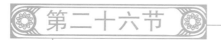

第二十六节 拔罐治疗脂肪肝

脂肪肝是指由于各种原因引起的肝细胞内脂肪堆积过多的病变。

◎症状

脂肪肝的临床表现多样，轻度脂肪肝患者有的仅有疲乏感，中、重度脂肪肝可有食欲缺乏、疲倦乏力、恶心、呕吐、体重减轻、肝区或右上腹隐痛等症状。

选定穴位

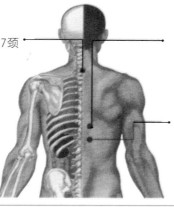

①大椎

在后正中线上，第7颈椎棘突下凹陷中

②肝俞

位于背部，在第9胸椎棘突下，旁开1.5寸

③脾俞

位于背部，在第11胸椎棘突下，旁开1.5寸

操作方法

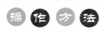

患者取俯卧位，对穴位处皮肤进行消毒。用三棱针点刺2~3下，以略出血为度。把罐吸拔在穴位上，留罐10~15分钟。每日1次，10次为1个疗程。

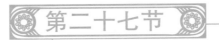

第二十七节
拔罐治疗胆囊炎

胆囊炎是细菌性感染或化学性刺激引起的炎症病变。

◎症状

有轻重不一的腹胀，上腹部或右上腹部不适，持续钝痛或右肩胛区疼痛，胃灼热、恶心、暖气、反酸等消化不良症状。

选定穴位

①肝俞

位于背部，在第9胸椎棘突下，旁开1.5寸

②胆俞

位于背部，在第10胸椎棘突下，旁开1.5寸

③胆囊穴

位于小腿外侧上部，当腓骨小头前下方凹陷处（阳陵泉穴）直下2寸

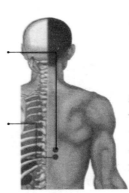

操作方法

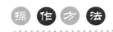

患者取俯卧位，对穴位处皮肤进行消毒，把罐吸拔在穴位上，留罐15～20分钟，每日1次，10次为1个疗程。

第二十八节
拔罐治疗慢性肾炎

慢性肾炎也称慢性肾小球肾炎。本病多发生于青壮年，是机体对溶血性链球菌感染后发生的变态反应性疾病，病变常常是双侧肾脏弥漫性病变。病情发展较慢，病程在1年以上，初起患者可毫无症状，但随病情的发展逐渐出现蛋白尿及血尿，患者伴有疲乏无力、浮肿、贫血、抵抗力降低以及高血压等症。晚期患者可出现肾衰竭而致死亡。中医认为本病属"水肿"、"头风"、"虚劳"等范畴。

◎症状

本病起病缓慢，早期可无自觉症状或有轻度水肿、乏力、食欲不振等；另外，可有面色㿠白、头晕、头痛、全身虚弱、腰部酸痛等症状；由于病程长，长期尿中带有大量蛋白，故使血浆蛋白含量降低，而出现低蛋白血症，水肿严重；高血压常很顽固，可导致高血压性心脏病、心力衰竭或脑出血；尿量增加，夜尿增加明显，甚至超过日尿量；肾衰竭，血液中非蛋白氮升高、酸中毒、渐进加重的贫血等。

选定穴位

①志室、胃仓、京门、大横穴。
②天枢、气海、腰阳关、足三里、三阴交穴及第11～12胸椎棘突间、第1～2腰椎棘突间。

操作方法

取①组穴，采用单纯罐法或毫针罐、刺络罐、温水罐法。吸拔穴位，均留罐10分钟，每日1次。或取②组穴，采用单纯罐法或温水罐法，吸拔穴位，留罐10～15分钟，每日或隔日1次。亦可每次选2～3个穴位，先施行挑罐法，然后在其余穴位上再施以单纯罐法吸拔穴位，留罐10～15分钟，每隔2～3日1次。

①胃仓穴

在背部，当第12胸椎棘突下，旁开3寸。

②京门穴

在侧腰部，章门后1.8寸，当12肋骨游离端的下方。

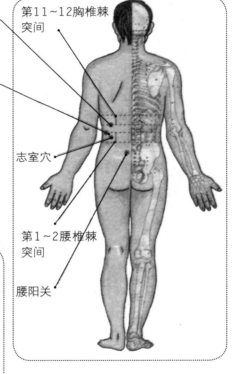

第11～12胸椎棘突间

志室穴

第1～2腰椎棘突间

腰阳关

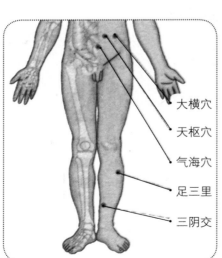

大横穴

天枢穴

气海穴

足三里

三阴交

第二十九节
拔罐治疗慢性胆囊炎

慢性胆囊炎是临床上胆囊疾病中最常见的一种，多与胆石症同时存在，女性较男性多见。慢性胆囊炎病因较复杂，胆液滞留、细菌感染、代谢紊乱、寄生虫等是发病的主要因素。本病归属祖国医学"胁痛"、"黄疸"等范畴。其病因、病机多与肝郁气滞、湿浊内生等有关。

◎症状

慢性胆囊炎可有轻重不一的腹胀，反复发作性上腹部疼痛，多发生在右上腹或中上腹部，并向右肩胛下区放射。腹痛常发生于餐后，但亦可与饮食有关，疼痛常呈持续性。可伴有反射性恶心，少有呕吐及发热、黄疸等症状。可伴有反酸、嗳气等消化不良症状，并于进油腻食物后加重。在急性发作或结石嵌顿在胆管时可有急性胆囊炎或胆绞痛的典型症状。

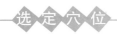

胆囊穴、肝俞、胆俞。

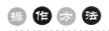

◆ （1）火罐法：俯卧位。用闪火法将大小适中的火罐吸拔于胆囊穴、肝俞、胆俞穴，留罐15～20分钟。每日治疗1次，10次为一疗程。

◆ （2）针罐法：先针刺胆囊穴、肝俞、胆俞穴，然后选择大小适中的火罐，再在上述的穴位上拔罐，留罐15～20分钟。

◆ 本法同样适合治疗胆石症、胆绞痛。

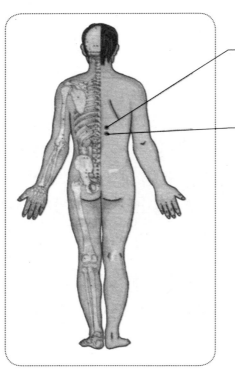

①肝俞穴

在背部，当第9胸椎棘突下，旁开1.5寸。

②胆俞穴

在背部，当第10胸椎棘突下，旁开1.5寸。

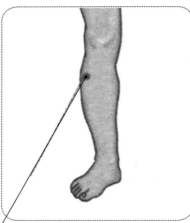

③胆囊穴

位于小腿前外侧，当腓骨头前下方凹陷处（阳陵泉）直下1～2寸左右的压痛点处。

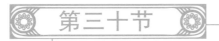

第三十节 拔罐治疗尿石症

尿石症是泌尿系统各部位结石病的总称，是泌尿系统的常见病。根据结石所在部位的不同，可分为肾结石、输尿管结石、膀胱结石、尿道结石。

◎症状

本病的形成与环境因素、全身性病变及泌尿系统疾病有密切关系。尿石症的一般症状：结石本身引起的症状，肾、输尿管结石都先有程度不同的疼痛，其性质可为绞痛或胀痛。结石移动过程中，会引起黏膜的损伤，因而会产生血尿，多数为镜下血尿，但也可为肉眼血尿。膀胱结石和尿道结石则有排尿困难和终末血尿；许多结石患者伴有泌尿系统感染的症状，并无疼痛、血尿、脓尿；肾功能障碍可引起一侧肾积水和进行性肾功能减退。

尿石症的典型临床表现可见腰腹绞痛、血尿，或伴有尿频、尿急、尿痛等泌尿系统梗阻和感染的症状。

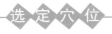

三焦俞、肾俞、志室、膀胱俞、天枢、气海、内关、合谷、足三里。

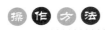

取上穴，用单纯火罐法吸拔穴位，留罐10～15分钟，每日或隔日1次。

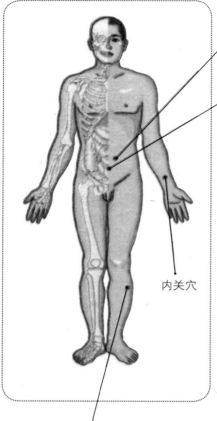

①天抠穴

在腹中部，平脐中，距脐中2寸。

②气海穴

在下腹部，前正中线上，当脐中下1.5寸。

内关穴

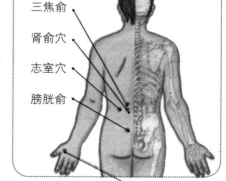

三焦俞

肾俞穴

志室穴

膀胱俞

③足三里

在小腿前外侧，当犊鼻下3寸，距胫骨前缘一横指（中指）。

④合谷穴

在手背，第1、2掌骨间，当第2掌骨桡侧的中点处。

第三十一节
拔罐治疗缺铁性贫血

缺铁性贫血是体内铁的储存不能满足正常红细胞生成的需要而发生的贫血。是由于铁摄入量不足、吸收量减少、需要量增加、铁利用障碍或丢失过多所致。

◎症状

缺铁性贫血一般有疲乏、烦躁、心悸、气短、头晕、头疼等症状。儿童表现为生长发育迟缓，注意力不集中。部分患者有厌食、胃灼热、胀气、恶心及便秘等胃肠道症状。少数严重患者可出现吞咽困难、口角炎和舌炎。缺铁性贫血患者除贫血外貌外，还伴有皮肤干燥皱缩，毛发干枯易脱落，指甲薄平、不光滑、易碎裂，甚至呈匙状甲（见于长期严重患者）。

选定穴位

●膏肓、膈俞、肝俞、脾俞、章门、关元、血海、三阴交、足三里、悬钟。

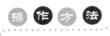

取上穴，以单纯火罐法吸拔穴位，留罐10分钟，隔日1次。

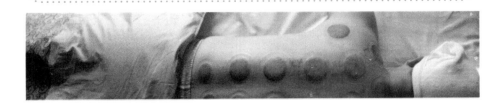

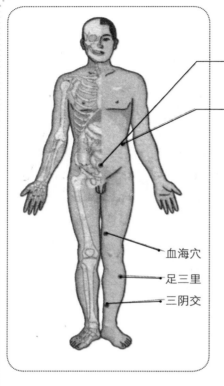

①关元穴

在下腹部，前正中线上，当脐中下3寸。

②章门穴

在侧腹部，当第11肋游离端的下方。

血海穴
足三里
三阴交

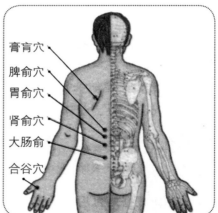

膏肓穴
脾俞穴
胃俞穴
肾俞穴
大肠俞
合谷穴

第三十二节
拔罐治疗神经衰弱

神经衰弱是由于大脑神经活动长期处于紧张状态，导致大脑兴奋与抑制功能失调而产生的神经功能性障碍。

◎症状

主要表现为头痛、头晕、睡眠不好、记忆力减退、疲惫无力等症状。

选定穴位

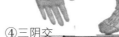

①内关

位于前臂掌侧，在曲泽与大陵的连线上，腕横纹上2寸，掌长肌腱与桡侧腕屈肌腱之间

②心俞

位于背部，在第5胸椎棘突下，旁开1.5寸

③脾俞

位于背部，在第11胸椎棘突下，旁开1.5寸

④三阴交

位于小腿内侧，在足内踝尖上3寸，胫骨内侧缘后方

⑤足三里

位于小腿前外侧，在犊鼻穴下3寸，距胫骨前缘一横指

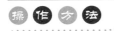

患者取合适体位，对穴位处皮肤进行消毒。用三棱针点刺穴位，以微微出血为度。把罐吸拔在穴位上，留罐10分钟左右，至有瘀血拔出。每日1次，10次为1个疗程。

第三十三节
拔罐治疗中风后遗症

中风后遗症是指中风后造成偏瘫、偏盲、偏身感觉障碍等后果。中风后遗症是由中风引起的，而高血压、高血脂等是引起中风的主要原因，因为这些疾病易引起脑血管意外，导致脑组织缺血或受血肿压迫、推移、脑水肿等而使脑组织功能受损。

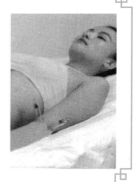

◎症状

一般来说，中风后常给患者带来"三偏"，即偏身感觉障碍、偏盲和偏瘫。除此之外，还会引起言语障碍、吞咽障碍、认知障碍等。

选定穴位

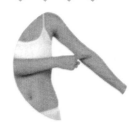

尺泽

在肘横纹中，肱二头肌腱桡侧凹陷处。

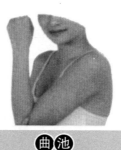

曲池

在肘横纹外侧端，当尺泽与肱骨外上髁连线中点。

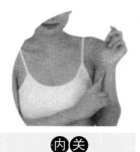

内关

在前臂掌侧，曲泽与大陵的连线上，腕横纹上2寸。

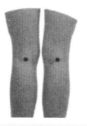

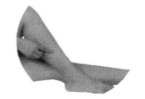

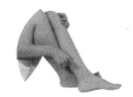

委中

在腘横纹中点，当股二头肌腱与半腱肌肌腱中间。

丰隆

在外踝尖上8寸，条口外，距胫骨前缘二横指。

三阴交

在小腿内侧，当足内踝尖上3寸，胫骨内侧缘后方。

操作方法

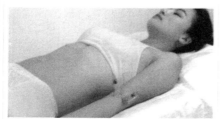

◆ 1.用拔罐器将气罐依次吸附在尺泽穴、曲池穴上，留罐10～15分钟，以局部皮肤潮红为度。

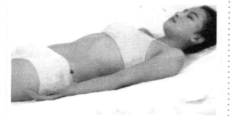

◆ 2.用拔罐器将气罐吸附在内关穴上，留罐15分钟，以局部皮肤泛红、充血为度。

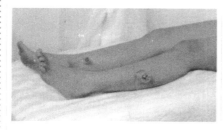

◆ 3.用拔罐器将气罐吸附在丰隆穴和三阴交穴上，留罐15分钟，以被拔罐部位充血，并有少量瘀血被拔出为度。

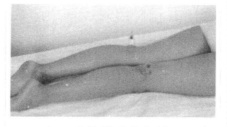

◆ 4.用拔罐器将气罐吸附在委中穴上，留罐15分钟，以局部皮肤泛红、充血为度。

第三十四节 拨罐治疗空调病

空调给人们带来舒爽的同时，也会使人们产生头疼、烦躁等症状，这类现象在现代医学上称之为空调综合症或空调病。

◎症状

因空气不流通，环境得不到改善，会出现鼻塞、头晕、打喷嚏、耳鸣、乏力、记忆力减退等症状，这类现象在现代医学上称为空调病。

选定穴位

①中脘

位于上腹部，前正中线上，在脐中上4寸

②气海

位于下腹部，前正中线上。在脐中下1.5寸

③关元

位于下腹部，前正中线上，在脐中下3寸处

④梁门

位于上腹部，在脐中上4寸，距前正中线2寸。

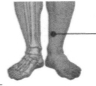

⑤三阴交

位于小腿内侧，在足内踝尖上3寸，胫骨内侧缘后方

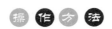

操作方法

患者取仰卧位，对穴位处皮肤进行消毒，把罐吸拔在穴位上。留罐10～15分钟。这样的治疗每日1次，10次为1个疗程。

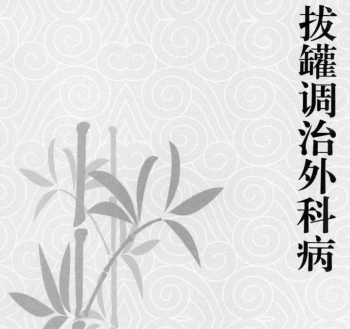

第三章

拔罐调治外科病

一提到外科疾病，我们就会想到严肃而又紧张的手术场面，进而想到手术刀，想到流血，于是就会心生恐惧，有的人还会倒吸一口冷气。实际上，拔罐治疗部分外科疾病，不开刀，不吃药，更不会流血，它会在轻松愉快中把落枕、颈椎病、脱肛、风湿性关节炎、慢性腰肌劳损、腰椎间盘突出症、痔疮这些外科疾病吸拔于无形中。

第一节

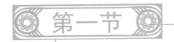
拔罐治疗落枕

落枕又名"失枕"，是颈部软组织常见的损伤之一。落枕多因睡眠时枕头过高、过低、过硬或躺卧姿势不良等因素，使颈部一侧肌肉长时间受到牵拉，或者由于素体亏虚，气血不足，循行不畅，舒缩活动失调，又因夜寐肩部外露，遭受风寒侵袭，致使气血凝滞，经络痹阻，不通则痛。也有少数患者因颈部突然扭转或肩扛重物，致使部分肌肉扭伤，发生痉挛性疼痛而致本病。

◎症状

落枕以颈部肌肉痉挛、强直、酸胀、疼痛以致转动失灵为主要症状，多见于青壮年，男性多于女性，冬春季节发病率较高。患者在熟睡醒后，自觉颈项强硬，颈部一侧肌肉紧张，酸楚疼痛，可牵涉到颈枕部、上背部及肩臂部，转头不便，动则更痛。轻者4～5天即可自愈，重者可迁延数周不愈。落枕为单纯的肌肉痉挛，成年人若经常发作，常系颈椎病的前驱症状。

选定穴位

●大椎、肩井、天宗、悬钟、昆仑、阿是穴。

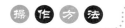

患者取俯卧位，对穴位处皮肤进行消毒，把罐吸拔在穴位上，留罐15～20分钟，每日1次，10次为1个疗程。

◆ （1）火罐法：用闪火法将罐吸附于大椎、肩井、悬钟、局部压痛点（阿是穴）；或用抽气罐法吸附于上述穴位。

◆ （2）针罐法：取大椎、肩井、天宗、昆仑、阿是穴，局部常规消毒后，用毫针针刺，起针后，局部再拔火罐。

◆ （3）刺络拔罐法：取阿是穴，局部常规消毒后，用皮肤针叩刺至微渗血，立即用闪火法拔罐。

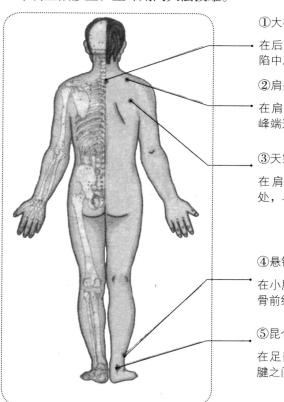

①大椎穴

在后正中线上，第7颈椎棘突下凹陷中。

②肩井穴

在肩上，前直乳中，当大椎与肩峰端连线的中点上。

③天宗穴

在肩胛部，当冈下窝中央凹陷处，与第4胸椎相平。

④悬钟穴

在小腿外侧，当外踝尖上3寸，腓骨前缘。

⑤昆仑穴

在足部外踝后方，当外踝尖与跟腱之间的凹陷处。

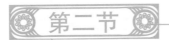

第二节
拔罐治疗脱肛

脱肛又名直肠脱垂，是指肛管、直肠向下脱出于肛门之外。多见于老年人和1～3岁的儿童。本病可归属于祖国医学的"脱肛"范畴。其病因、病机为身体虚弱，中气不足或劳力耗气，产育过多，大病、久病而使气虚失摄所致。

◎症状

（1）早期：便后有黏膜自肛门脱出，并可自行缩回；以后渐渐不能自行回复，需用手上托能复位，常有少许黏液自肛门流出，排便后有下坠感和排便不尽感，排便次数增多。

（2）晚期：脱肛在咳嗽、喷嚏、走路、久站或稍一用力时即可脱出，脱出后局部有发胀感，也可感到腰骶部胀痛，脱出的黏膜有黏液分泌，黏膜常受刺激可发生充血、水肿、糜烂和溃疡，分泌可夹杂血性黏液，刺激肛周皮肤，可引起瘙痒。

（3）嵌顿：由于肛门括约肌松弛，很少发生嵌顿，一旦嵌顿发生，患者即感到局部剧痛，肿物不能用手托复位，脱出肛管很快出现肿胀，充血，黏膜皱襞消失。如不及时治疗，可发生绞窄和坏死。

选定穴位

●百会、脾俞、大肠俞、次髎、白环俞、长强、中脘、神阙、气海、关元、足三里、承山、三阴交。

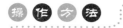

◆ （1）火罐法：取脾俞、大肠俞、次髎、长强、中脘、气海、关元、足三里、三阴交，先用艾条灸每穴3分钟左右，再拔罐。

◆ （2）针罐法：取脾俞、大肠俞、白环俞、长强、气海、关元、足三里、承山，消毒后，毫针针刺，起针后拔罐。

◆ （3）刺络拔罐法：取腰骶部阳性点以及大肠俞、长强、气海、百会等穴，用三棱针点刺出血或挑断阳性点皮肤下的白色纤维，然后拔罐。

◆ （4）药罐法：取神阙穴，用闪火法拔罐，然后将升麻、蓖麻子等份研末，用醋调和做成药饼敷于神阙穴，于次日治疗前3小时取下。

①百会穴

正坐，后发际正中直上7寸，头部中线与两耳连线交点处。

②脾俞穴

在背部，当第11胸椎棘突下，旁开1.5寸。

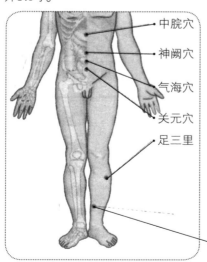

中脘穴
神阙穴
气海穴
关元穴
足三里

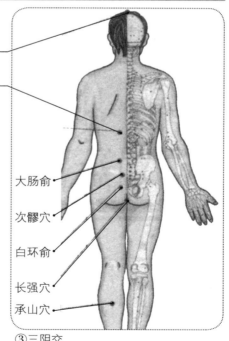

大肠俞
次髎穴
白环俞
长强穴
承山穴

③三阴交

在小腿内侧，当足内踝尖上3寸，胫骨内侧缘后方。

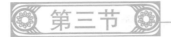

拔罐治疗膀胱炎

膀胱炎是泌尿系统最常见的疾病，多见于女性。膀胱炎大多是由于细菌感染所引起，过于劳累、受凉、长时间憋尿、性生活不洁也容易发病。

◎症状

初起表现症状轻微，仅有膀胱刺激症状，如尿频、尿急、尿痛、脓尿、血尿等，经治疗，病情会很快痊愈。膀胱炎分为急性与慢性两种，两者可互相转化。

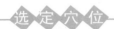

三焦俞、膀胱俞、昆仑、膀胱经、气海、关元。

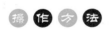

◆（1）点燃棉球后，伸入罐内旋转一圈马上抽出，迅速将火罐扣在三焦俞穴和膀胱俞穴上，留罐15分钟，以局部皮肤泛红、充血为度。

◆（2）用拔罐器将气罐吸附在昆仑穴上，留罐15分钟，以局部皮肤泛红、充血为度。

◆（3）点燃棉球后，伸入罐内旋转一圈马上抽出，用火罐在腰背部膀胱经上来回走罐2分钟，以局部皮肤潮红为度。

◆ （4）点燃棉球后，伸入罐内旋转一圈马上抽出，迅速将火罐扣在气海穴和关元穴上，留罐10分钟，以局部皮肤潮红为度。

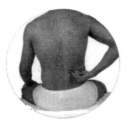

①三焦俞

在腰部，当第一腰椎棘突下，旁开1.5寸。

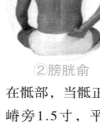

②膀胱俞

在骶部，当骶正中嵴旁1.5寸，平第二骶后孔。

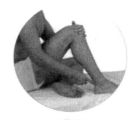

③昆仑

在足部外踝后方，当外踝尖与跟腱之间的凹陷处。

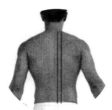

④膀胱经

在腰背部，后正中线旁开1.5寸及3寸处。

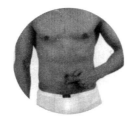

⑤气海

在下腹部，前正中线上，当脐中下1.5寸。

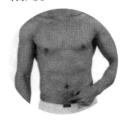

⑥关元

在下腹部，前正中线上，当脐中下3寸。

第四节

拔罐治疗颈椎病

颈椎病又称颈椎综合征，是指颈椎及其周围软组织，如颈间盘、后纵韧带、黄韧带、脊髓鞘膜等发生病理改变而导致颈神经根、颈部脊髓、椎动脉及交感神经受到压迫或刺激而引起的综合征群。该病好发于40岁以上成年人，无论男女皆可发生，是临床常见多发病。

症状

颈椎病多因身体虚弱、肾虚精亏、气血不足、濡养欠乏或气滞、痰浊、瘀血等病理产物积累，致经络瘀滞、风寒湿邪外袭，痹阻于太阳经脉，经隧不通、筋骨不利而发病。其临床症状多为头颈、肩臂麻木疼痛，重者肢体酸软乏力，甚则大小便失禁、瘫痪。

选定穴位

● 颈部夹脊穴、压痛点、大椎、肩井、天宗、曲池、手三里、外关。

操作方法

◆ （1）留罐法：坐位或俯卧位，若颈痛拔颈部夹脊穴、大椎、压痛点；若肩背痛加拔肩井、天宗穴；若上肢麻痛加拔曲池、手三里、外关穴，留罐10～15分钟。每日治疗1次，10次为一疗程。

◆ （2）针罐法：根据颈椎病类型及疼痛部位，先针刺上述穴位，然后选择大小适中的火罐，再在相应的麻木疼痛部位拔罐，留罐10～15分钟。

◆ （3）走罐法：坐位或俯卧位，在颈部涂上适量的按摩乳或油膏，选择大小适宜的火罐，用闪火法将罐吸拔于颈部夹脊穴，然后沿颈部脊柱两旁，做上下来回走罐数次，直至局部皮肤潮红。

◆ （4）刺络拔罐法：用梅花针叩刺大椎穴及压痛点，至皮肤点状出血，然后立即拔罐，使拔出少量血液，起罐后擦净皮肤上的血液，用碘酒棉球消毒即可。

◆ （5）药罐法：先取防风、木瓜、秦艽、桃仁、红花、川椒、葛根、桂枝等各20克，用纱布包好，放入锅中煎煮半小时，滤出药液；再将竹罐放入药中煮10分钟，用镊子夹出竹罐，甩去药液，迅速用干毛巾捂住罐口，趁热将竹罐扣于大椎、颈部夹脊穴、压痛点，留罐15～20分钟。每日治疗1次，10次为一疗程。

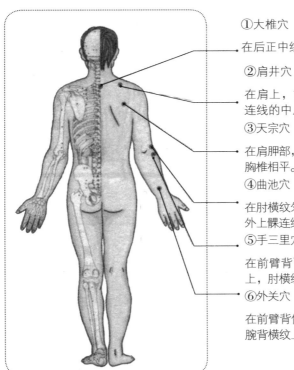

①大椎穴

在后正中线上，第7颈椎棘突下凹陷中。

②肩井穴

在肩上，前直乳中，当大椎与肩峰端连线的中点上。

③天宗穴

在肩胛部，当冈下窝中央凹陷处，与第4胸椎相平。

④曲池穴

在肘横纹外侧端，屈肘，当尺泽与肱骨外上髁连线中点。

⑤手三里穴

在前臂背面桡侧，当阳溪与曲池连线上，肘横纹下2寸处。

⑥外关穴

在前臂背侧，当阳池与肘尖的连线上，腕背横纹上2寸，尺骨与桡骨之间。

第五节

拔罐治疗风湿性关节炎

风湿性关节炎是一种常见的急性或慢性结缔组织炎症，可反复发作并累及心脏。中医称本病为"三痹"，根据感邪不同及临床主要表现，有"行痹"、"痛痹"、"着痹"的区别，其病机主要为风寒湿邪三气杂至，导致气血运行不畅、经络阻滞所致。

◎症状

风湿性关节炎有两个特点：一是关节红、肿、热、痛明显，不能活动，发病部位常常是膝、髋、踝等下肢大关节，其次是肩、肘、腕关节，手足的小关节少见；二是疼痛游走不定，一段时间是这个关节发作，一段时间是那个关节不适，但疼痛持续时间不长，几天就可消退。

选定穴位

●大椎、肩外俞、身柱、肩贞、天宗、膈俞、肝俞、脾俞、三焦俞、肾俞、志室、关元、曲泽、天井、曲池、手三里、外关、阳溪、阳池、委中、承山、昆仑、血海、梁丘、膝眼、阳陵泉、三阴交。

操作方法

◆ （1）火罐法：腰上部位及上肢关节炎取大椎、身柱、膈俞以及病变局部穴位（肩关节选肩外俞、肩贞、天宗；肘关节选曲泽、曲池、天井、手三里；腕关节选阳池、外关、阳溪）；腰下部位及下肢关节炎取脾俞、三焦俞、志室、肾俞以及病变局部穴位（膝关节选血海、膝眼、梁丘、阳陵泉、委中；踝及跖关节选三阴交、承山、昆仑），用闪火法拔罐或用抽气罐法。

◆ （2）针罐法：取大椎、肝俞、肾俞、关元、膝眼、阳陵泉、昆仑、局部压痛点（阿是穴），消毒后，用毫针针刺，再用闪火法拔罐。

①大椎穴

在后正中线上，第7颈椎棘突下凹陷中。

②肩外俞

在背部，当第1胸椎棘突下，旁开3寸。

③身柱穴

在背部，当后正中线上，第3胸椎棘突下凹陷中。

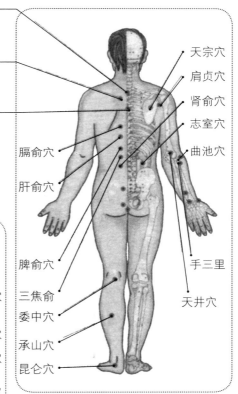

天宗穴
肩贞穴
肾俞穴
志室穴
曲池穴
膈俞穴
肝俞穴
脾俞穴
三焦俞
委中穴
承山穴
昆仑穴
手三里
天井穴

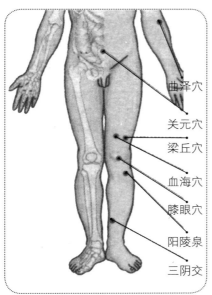

曲泽穴
关元穴
梁丘穴
血海穴
膝眼穴
阳陵泉
三阴交

第六节

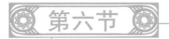

拔罐治疗痔疮

痔疮是在肛门或肛门附近因为压力而伸出隆起的血管，这些由于扩大、曲张所形成的柔软静脉团，类似腿部的静脉曲张，但痔疮常常会出血、栓塞或团块脱出。本病是成年人极为常见的疾病，会随年龄增长而发病率增高。

◎症状

患痔疮的原因很多，如习惯性便秘，妊娠和盆腔肿物，年老久病，体弱消瘦，长期站立或久坐，运动不足，劳累过度，食辛辣饮食过多，冬季缺乏蔬菜，肠道慢性炎症等。

痔疮一般表现为便时肛门部出血，或滴血，或射血；便时或劳累后，痔脱出肛外，能自行修复，或需手法复位；便时肛门部不适，伴坠痛。视诊可发现肛门缘痔红肿，增加腹压时痔核变大，部分患者内痔脱出肛外。

选定穴位

●会阳、白环俞、大肠俞、次髎、承山穴以及腰骶部皮肤特异点（特征为微红色或粉白色，稍隆起如针帽大小）。

操作方法

患者俯卧位，取以上各穴，施以毫针罐法，施罐前先在穴位上针刺，待得气后，立即用闪火法将罐吸拔在针刺部位，留罐10～20分钟，每日1次，6次为一疗程。或每次选特异点2～3处，施以刺络罐法，留罐10～15分钟，隔日1次，6次为一疗程。

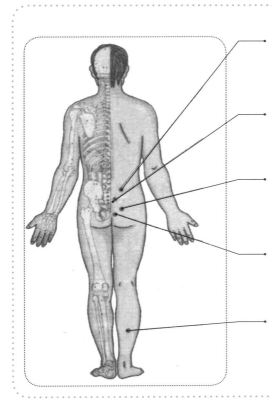

①大肠俞穴

在腰部，当第4腰椎棘突下，旁开1.5寸。

②次髎穴

俯卧位，在第二骶后孔处取穴。

③白环俞穴

在骶部，当骶正中脊旁1.5寸，平第4骶后孔。

④会阴穴

在骶部，尾骨端旁开0.5寸。

⑤承山穴

在小腿后面正中，委中与昆仑之间，当伸直小腿或足跟上提时腓肠肌肌腹下出现尖角凹陷处。

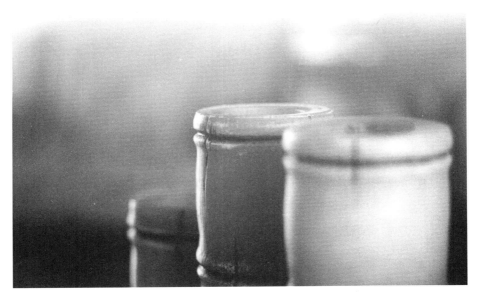

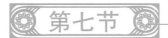

第七节

拔罐治疗慢性腰肌劳损

慢性腰肌劳损是指腰背部肌肉、筋膜、韧带等软组织的慢性损伤，导致局部无菌性炎症，从而引起腰背部一侧或两侧的弥漫性疼痛，是慢性腰腿痛中常见的疾病之一。

◎症状

中医学认为，本病多由劳逸不当，气血筋骨活动失调；或汗出受风，露卧贪凉，寒湿侵袭；或年老体弱，肝肾亏虚，骨髓不足等引起。慢性腰肌劳损的症状主要表现在以下三方面：

腰部疼痛：长期反复发作的腰背部疼痛，呈钝性胀痛或酸痛不适，时轻时重，迁延难愈。休息、适当活动或经常改变体位姿势可使症状减轻。劳累、阴雨天气、受风寒湿影响则症状加重。

腰部活动：腰部活动基本正常，一般无明显障碍，但有时有牵掣不适感。不耐久坐久站，不能胜任弯腰工作。弯腰稍久，便直腰困难。常喜双手捶击，以减轻疼痛。

急性发作时，诸症明显加重，可有明显的肌痉挛，甚至出现腰脊柱侧弯、下肢牵掣作痛等症状。

选定穴位

●肾俞、气海俞、腰阳关、关元俞、白环俞、次髎、居髎、阳陵泉、委中、承山、飞扬。

操 作 方 法

◆（1）火罐法：用闪火法将罐吸附于肾俞、关元俞、腰阳关、次髎、委中、承山、腰部压痛点（阿是穴）；或用抽气罐法。

◆（2）针罐法：取肾俞、气海俞、居髎、次髎、白环俞、阳陵泉、飞扬，消毒后，用毫针针刺，起针后，用闪火法拔罐。

◆（3）刺络拔罐法：取肾俞、阿是穴、委中，消毒后用皮肤针重叩或三棱针点刺出血，后拔罐。

◆（4）药罐法：用麻黄、艾叶、木瓜、川椒、秦艽、透骨草各10克，煎煮取汁适量，涂抹于疼痛部位，然后拔罐。

---

①百会穴

正坐，后发际正中直上7寸，头部中线与两耳连线交点处。

②肾俞穴

在腰部，当第2腰椎棘突下，旁开1.5寸。

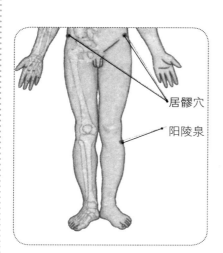

居髎穴
阳陵泉

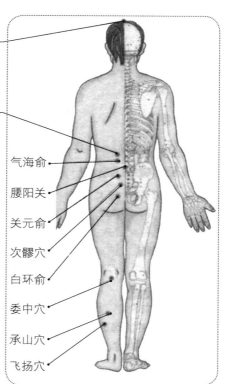

气海俞
腰阳关
关元俞
次髎穴
白环俞
委中穴
承山穴
飞扬穴

第八节

拔罐治疗腰椎间盘突出症

腰椎间盘突出症是指腰椎间盘受到挤压、牵拉、扭转等因素的作用，致使腰椎间盘的纤维环破裂，髓核突出，刺激或压迫相应的神经根，引起以单侧或双侧腰腿痛为表现的综合征。以腰椎4～5和腰5骶1椎间盘突出发病率最高，好发于20～50岁的男性。

◎症状

临床表现为腰部疼痛，严重者可影响翻身和坐立。一般休息后症状减轻，咳嗽、喷嚏或大便时用力，均可使疼痛加剧。下肢放射痛，凡腰4～腰5或腰5～骶1椎间盘突出者，一侧下肢坐骨神经区域放射痛。腰部活动障碍，以后伸障碍为明显。脊柱侧弯、侧凸的方向表明突出物的位置和神经根的关系。有主观麻木感，患肢温度下降等。

选定穴位

肾俞、大肠俞、八髎、环跳、居髎、承扶、压痛点、委中、承山。

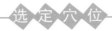

◆（1）留罐法：患者俯卧位，选择大小适中的火罐或真空罐，吸拔于腰部压痛点、肾俞、大肠俞、八髎、环跳、居髎、承扶、委中、承山穴，留罐15～20分钟。每日治疗1次，10次为一疗程。

◆（2）针罐法：患者俯卧位，先针刺患侧肾俞、大肠俞、八髎、环跳、居髎、承扶、腰部压痛点及委中、承山穴，然后选择大小适中的火罐，再在上述穴位拔罐，留罐10～15分钟。

◆ （3）走罐法：患者俯卧位，在患侧腰部涂上适量的按摩乳或油膏，选择大小适宜的火罐，用闪火法将罐吸拔于腰部疼痛处，然后沿患侧腰部压痛点上下，做来回推拉走罐数次，直至局部皮肤潮红。

◆ （4）刺络拔罐法：患者俯卧位，用梅花针叩刺腰部压痛点，到皮肤点状出血，然后立即拔罐，使拔出少量瘀血，起罐后擦净皮肤上的血液，用碘酒棉球消毒即可。

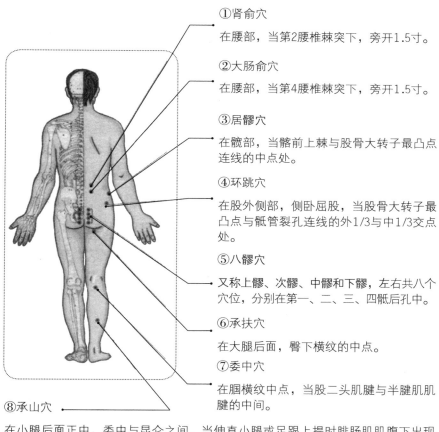

①肾俞穴

在腰部，当第2腰椎棘突下，旁开1.5寸。

②大肠俞穴

在腰部，当第4腰椎棘突下，旁开1.5寸。

③居髎穴

在髋部，当髂前上棘与股骨大转子最凸点连线的中点处。

④环跳穴

在股外侧部，侧卧屈股，当股骨大转子最凸点与骶管裂孔连线的外1/3与中1/3交点处。

⑤八髎穴

又称上髎、次髎、中髎和下髎，左右共八个穴位，分别在第一、二、三、四骶后孔中。

⑥承扶穴

在大腿后面，臀下横纹的中点。

⑦委中穴

在腘横纹中点，当股二头肌腱与半腱肌肌腱的中间。

⑧承山穴

在小腿后面正中，委中与昆仑之间，当伸直小腿或足跟上提时腓肠肌肌腹下出现尖角凹陷处。

第九节

拔罐治疗坐骨神经痛

坐骨神经痛指坐骨神经病变，绝大多数患者的坐骨神经痛是继发于坐骨神经局部及周围结构的病变对坐骨神经的刺激压迫与损害，称为继发坐骨神经痛；少数系原发性，即坐骨神经炎。

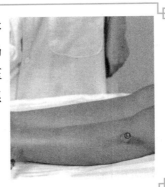

◎症状

沿坐骨神经通路即腰、臀部、大腿后、小腿后外侧和足外侧发生的疼痛症状群，症状为呈烧灼样或刀刺样疼痛，夜间痛感加重。咳嗽、活动下肢、弯腰、排便时疼痛加重。

选定穴位

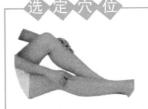

阳陵泉

在小腿外侧，当腓骨头前下方凹陷处。

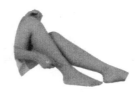

悬钟

在小腿外侧部，外踝尖上3寸，腓骨前缘凹陷处。

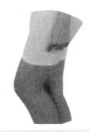
阿是穴

多在病变的附近，也可在与其距离较远的部位。

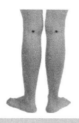

委中

在腘横纹中点，当股二头肌腱与半腱肌肌腱的中间。

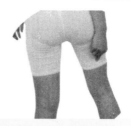

殷门

在大腿后面，当承扶与委中的连线上，承扶下6寸。

操作方法

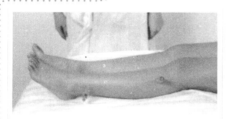

◆ 1.用拔罐器将气罐吸附在阳陵泉穴、悬钟穴上，留罐10分钟，以被拔罐部位充血，并有少量瘀血被拔出为度。

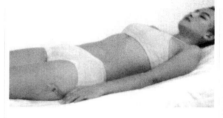

◆ 2.用拔罐器将气罐吸附在阿是穴上，留罐10分钟，以局部皮肤有酸胀痛感为佳。

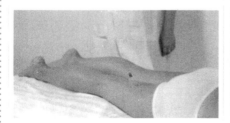

◆ 3.用拔罐器将气罐吸附在殷门穴上，留罐10分钟，以局部皮肤有酸胀痛感为佳。

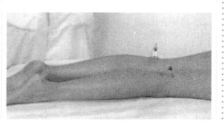

◆ 4.用拔罐器将气罐吸附在委中穴上，留罐10分钟，以局部皮肤有抽紧感为度。

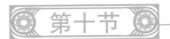

第十节

拔罐治疗肩周炎

肩周炎是肩部关节囊和关节周围软组织的一种退行性炎症性慢性疾患。通俗的说，就是肩部出现了炎症，导致肩关节内外粘连，从而影响肩关节的活动。

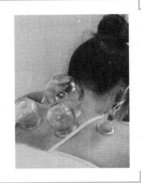

◎病因

肩周炎的好发年龄多在50岁左右。肩周炎的病因有长期过度的劳作、肩部急性的牵拉伤或挫伤，另外，颈椎病等也可引起肩部疼痛。

选定穴位

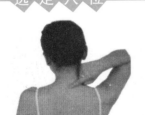

大椎

在后正中线上，第七颈椎棘突下凹陷中。

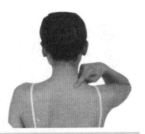

大杼

在背部，当第一胸椎棘突下，旁开1.5寸。

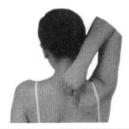

厥阴俞

在背部，当第四胸椎棘突下，旁开1.5寸。

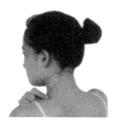

肩井

在肩上，前直乳中，当大椎与肩峰端连线的中点上。

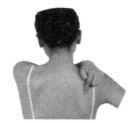

天宗

在肩胛部，当冈下窝中央凹陷处，与第四胸椎相平。

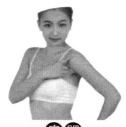

肩髃

在肩部三角肌上，臂外展时，当肩峰前下方凹陷处。

操作方法

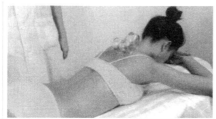

◆ 1.点燃棉球后，伸入罐内旋转一圈马上抽出，将火罐扣在大椎穴、大杼穴上，留罐10分钟，以局部皮肤有酸胀痛感为佳。

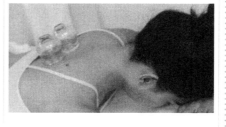

◆ 2.点燃棉球后，伸入罐内旋转一圈马上抽出，将火罐扣在厥阴俞穴上，留罐10分钟，以局部皮肤泛红、充血为度。

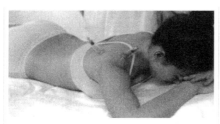

◆ 3.用拔罐器将气罐吸附在肩井穴、天宗穴上，留罐10分钟，以被拔罐部位充血，并有少量瘀血被拔出为度。

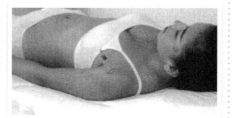

◆ 4.用拔罐器将气罐吸附在肩髃穴上，留罐10分钟，以局部皮肤有酸胀痛感为佳。

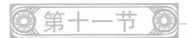

拔罐治疗膝关节炎

膝关节炎是最常见的关节炎，最主要的特征是软骨退行性病变和关节边缘骨赘的形成。以软骨磨损为其主要因素，好发于体重过重者和中老年人。

◎病因

导致膝关节炎的病因有寒冷、潮湿、疲劳、营养不良、创伤、精神因素等，这也是致病的常见诱发因素。另外，遗传、疾病等因素也可导致发病。

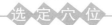

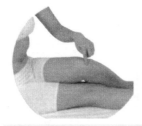

鹤顶

在膝上部，髌底的中点上方凹陷处。

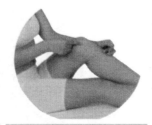

内膝眼

屈膝，在髌韧带内侧凹陷处。

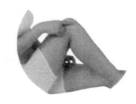

犊鼻

屈膝，在膝部，髌骨与髌韧带外侧凹陷中。

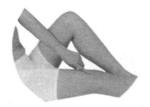

梁丘

屈膝，在大腿前面，当髂前上棘与髌底外侧端的连线上，髌底上2寸。

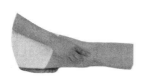

 委中

在腘横纹中点，当股二头肌腱与半腱肌肌腱中间。

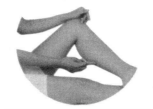 **承山**

当伸直小腿或上提足跟时，腓肠肌腹下出现凹陷处。

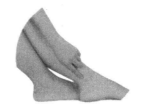 **太溪**

在足内侧，内踝后方，当内踝尖与跟腱之间的凹陷处。

操 作 方 法

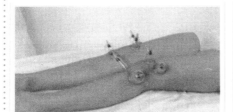

◆ 1.用拔罐器把气罐吸附在两侧的梁丘穴、鹤顶穴、内膝眼穴、犊鼻穴上，留罐10分钟，以局部皮肤有酸胀痛感为佳。

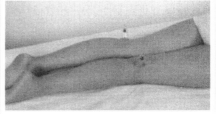

◆ 2.用拔罐器将气罐吸附在委中穴上，留罐10分钟，以被拔罐部位充血，并有少量瘀血被拔出为度。

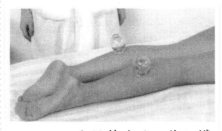

◆ 3.点燃棉球后，伸入罐内旋转一圈马上抽出，将火罐扣在承山穴上，留罐10分钟，以局部皮肤泛红、充血为度。

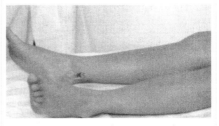

◆ 4.用拔罐器将气罐吸附在太溪穴上，留罐10分钟，以局部皮肤有酸胀痛感为佳。

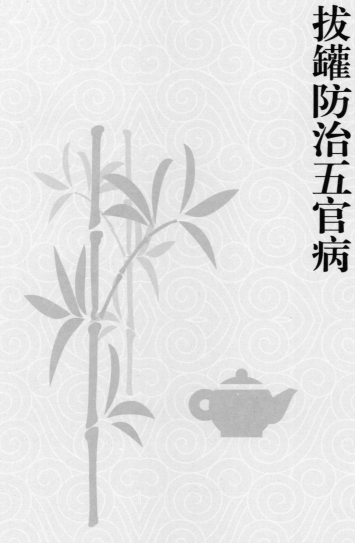

第四章

拔罐防治五官病

一张五官端正的脸往往给人以美的享受，五官端正不仅要有光彩的"面子"，还要有健康的里子。假如让红眼病、鼻炎、慢性咽炎、耳鸣、耳聋、牙痛等五官科疾病侵袭，那么，那张绚烂光彩的"脸"将会黯然失色。拔罐治疗五官科疾病，不仅让你面子上有光，同时还能让你收获一个健康的"里子"，可谓一举两得。

第一节

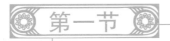
拔罐治疗近视

近视是指眼睛看不清远处物体却能看清近处物体的症状。在屈光静止的前提下，远处的物体不能在视网膜汇聚，而在视网膜之前形成焦点，因而造成视觉变形，导致远方的物体模糊不清。

◎症状

引起近视的原因有先天遗传因素和后天环境因素等。先天性遗传因素的近视治疗很难收效，而后天近视只要治疗及时，治疗方法正确，治疗效果一般会有明显好转或减轻。此类近视多数为青少年时期学习和工作时，不注意用眼卫生，如低头看书距离太近，光线过强、过暗，长时间地注视等原因，导致视力过度疲劳，眼内睫状肌痉挛及充血，使晶状体变厚屈光不正，造成平行光线的聚光点，落在眼视网膜之前。

中医学称近视为"能近怯远症"，主要由于先天禀赋不足，肝血虚、肾精亏，不能贯注于目而导致光华不能。近视症状表现常为远处的物体、字迹辨认困难，亦会出现眼胀、头痛、视力疲劳等。早期采用足按摩法和中药泡脚治疗，常可获效。

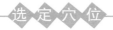

●承泣、翳明、风池、肝俞、肾俞、合谷、足三里、光明、三阴交。

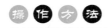

取上穴，以单纯火罐法吸拔穴位，留罐10～15分钟，每日或隔日1次。

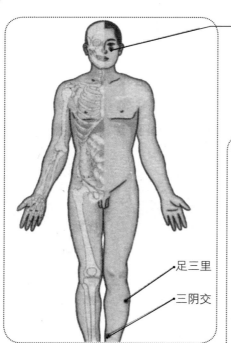

①承泣穴

在面部，瞳孔直下，当眼球与眶下缘之间。

足三里

三阴交

翳明穴

风和穴

肝俞穴

合谷穴

胃俞穴

②光明穴

在小腿外侧，当外踝尖上5寸，腓骨前缘。

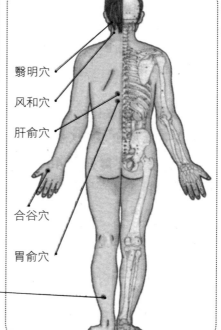

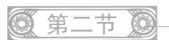

第二节 拔罐治疗远视

远视是指眼在不使用调节时，平行光线通过眼的屈光系统屈折后，焦点落在视网膜之后的一种屈光状态。临床表现为看远处时视力良好，但看近物时（如看书、缝纫等）经常出现头胀痛、视物不清、眼眶痛甚至恶心。

◎症状

（1）低度远视：<+3.00D，在年轻时由于能在视远时使用调节进行代偿，大部分人40岁以前不影响视力；

（2）中度远视：+3.00D～+5.00D，视力受影响，并伴有不适感或视疲劳症状，过度使用调节还会出现内斜；

（3）高度远视：>+5.00D，视力受影响，视物非常模糊，但视觉疲劳或不适感反而不明显，因为远视度数太高，患者无法使用调节来代偿。

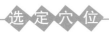 选定穴位

●承泣、四白、足三里、三阴交、照海、太冲。

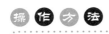 操作方法

取上穴，以单纯火罐法吸拔穴位，留罐10分钟，隔日1次。

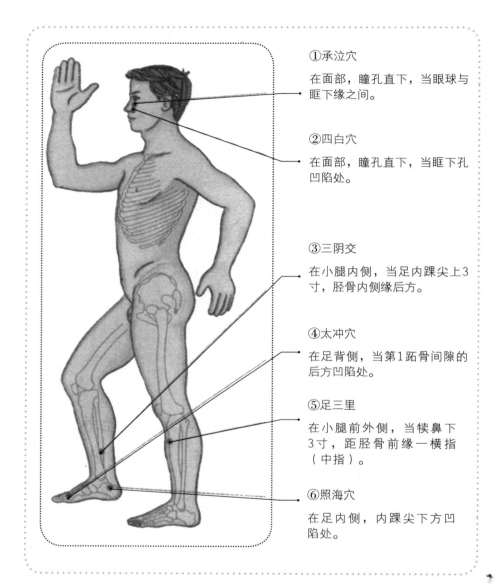

①承泣穴

在面部，瞳孔直下，当眼球与眶下缘之间。

②四白穴

在面部，瞳孔直下，当眶下孔凹陷处。

③三阴交

在小腿内侧，当足内踝尖上3寸，胫骨内侧缘后方。

④太冲穴

在足背侧，当第1跖骨间隙的后方凹陷处。

⑤足三里

在小腿前外侧，当犊鼻下3寸，距胫骨前缘一横指（中指）。

⑥照海穴

在足内侧，内踝尖下方凹陷处。

第三节
拔罐治疗红眼病

红眼病是急性结膜炎的俗称，又叫"暴发火眼"。是由细菌感染而引起的急性传染性眼病。常见的致病菌有肺炎双球菌、葡萄球菌及结膜杆菌等，可通过各种接触途径，如手、手帕、公共脸盆、理发工具等传播，多在春秋季节流行。

◎症状

患红眼病后，患眼红赤涩痒，有异物感和烧灼感，怕热畏光，眼睑肿胀，黏液性或脓性分泌物黏着睑缘及睫毛，使睑裂封闭。本病常一眼先发或双眼齐发，有时伴有发热、流涕、咽痛等全身症状。中医称本病为"天行赤眼"，多因外感风热之邪或猝感时邪疫毒，以致经脉闭塞，血壅气滞交攻于目；或因肝胆火盛，火郁不宣，循经上扰，气血壅滞于目，使目睛肿痛。

选定穴位

- ①大椎、心俞、肝俞、身柱、膈俞、胆俞穴。
- ②大椎（及其两侧旁开0.5寸处也可作为挑点，这三点交替应用）、印堂、攒竹（印堂与攒竹二穴交替应用）、太阳穴。

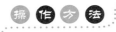

取①组穴，采用刺络罐法，先用三棱针点刺穴位，然后用闪火法将罐吸拔在点刺穴位上，留罐15分钟。或取②组穴，采用刺络罐法或挑罐法、出针酒罐法，先用三棱针在穴位上点刺或挑穴，然后将罐吸拔在穴位上，也可用毫针针刺，得气后出针，用小抽气罐盛75%酒精

3～5毫升，然后吸拔在针刺穴位上。以上方法均留罐20～30分钟，每日1次或隔日1次。上穴交替应用，每次1组穴。

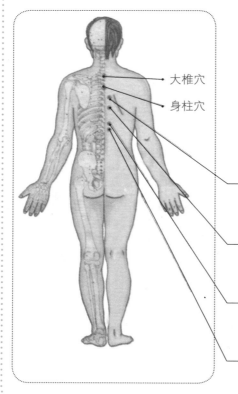

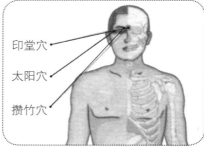

大椎穴

身柱穴

印堂穴

太阳穴

攒竹穴

①心俞穴

在背部，当第5胸椎棘突下，旁开1.5寸。

②膈俞穴

在背部，当第7胸椎棘突下，旁开1.5寸。

③肝俞穴

在背部，当第9胸椎棘突下，旁开1.5寸。

④胆俞穴

在背部，当第10胸椎棘突下，旁开1.5寸。

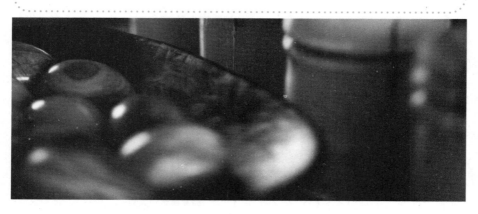

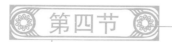

第四节
拔罐治疗青光眼

青光眼是一种发病迅速、危害性大、可导致失明的常见疑难眼病。青光眼有很多种类型，通常可分为原发性、继发性、混合性和先天性四大类。根据我国部分地区的调查结果，其发病率在0.39%～2.6%之间。

◎症状

青光眼患者自觉眼胀痛、头痛、恶心呕吐、视力减退、并出现虹视（即患者在灯光周围见到像彩虹一样的色环）等症状。临床诊断为：瞳孔放大，角膜肿胀，雾状混浊，结膜混合充血，有时合并眼睑水肿。虹膜节段性萎缩及青光眼斑（晶体前囊下有灰白色、卵圆形、片状或点状混浊）。本病属于中医的"青盲"病范畴，病因、病机多为肝肾阴亏，精血耗损，精气不能上荣，导致目失涵养，或者由于心阴亏损，神气虚耗，以致神光耗散，视力下降。

青光眼可分为三种类型：急性闭角型青光眼、开角型青光眼和绝对性青光眼。中医辨证属肝郁气滞，气火上逆者，予清热疏肝，降逆和胃；痰火动风，上阻清窍，宜降火逐痰，平肝熄风；肝胆火炽、风火攻目者，应清热泻火，凉肝熄风等。

选定穴位

● ①大椎、心俞、肝俞。
● ②身柱、风门、胆俞。

操 作 方 法

　　取上穴，采用刺络罐法，先用三棱针在穴位上点刺，然后用闪火法将罐吸拔在点刺的穴位上，留罐15～20分钟，每次1组穴，每日或隔日1次。

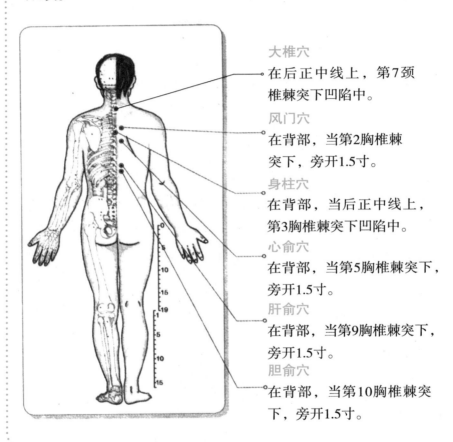

大椎穴

在后正中线上，第7颈椎棘突下凹陷中。

风门穴

在背部，当第2胸椎棘突下，旁开1.5寸。

身柱穴

在背部，当后正中线上，第3胸椎棘突下凹陷中。

心俞穴

在背部，当第5胸椎棘突下，旁开1.5寸。

肝俞穴

在背部，当第9胸椎棘突下，旁开1.5寸。

胆俞穴

在背部，当第10胸椎棘突下，旁开1.5寸。

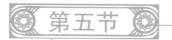

拔罐治疗睑腺炎

睑腺炎又称麦粒肿。系指睑腺急性化脓性炎症。根据被感染的腺组织的不同部位，有内外麦粒肿之分。本病多生于一眼，且有惯发性，患者以青少年较多见。

◎症状

外睑腺炎的炎症反应主要位于睫毛根部的睑缘处，开始时红肿范围较弥散，但以棉签头部等细棍样物进行触诊时，可发现明显压痛的硬结；患者疼痛剧烈；同侧耳前淋巴结肿大和压痛。

内睑腺炎局限于睑板腺内，肿胀比较局限；患者疼痛明显；病变处有硬结，触之压痛；睑结膜面局限性充血、肿胀。

中医学认为，本病多因风邪外袭，可于胞睑化热，风热煎灼津液变成疮疖；或因多食辛辣炙烤等物，以致脾胃蓄积湿热，遂使气血凝滞，停聚于胞睑皮肤经络之间而成。若反复发作，多因余邪未消，热毒蕴伏，或体质虚弱等为诱因。

选 定 穴 位

●阳白、印堂、太阳、大椎、身柱、心俞、肝俞、曲池、合谷。

操 作 方 法

◆ （1）火罐法：用投火或闪火法将罐吸附于大椎、印堂、太阳、合谷、曲池；或用抽气罐法。

◆ （2）针罐法：先行针刺大椎、身柱、肝俞、合谷，得气后留针，再用火罐或抽气罐法将罐吸附于穴位。

◆ （3）刺络拔罐法：先对大椎、肝俞、心俞、曲池、阳白进行消毒，之后用三棱针在各穴点刺2～3下，再用闪火法将罐吸拔于点刺部位，以溢出少量血为度。

①阳白穴

在前额部，当瞳孔直上，眉上1寸。

②太阳穴

在颞部，当眉梢与目外眦之间，向后约一横指的凹陷处。

③印堂穴

位于人体前额部，当两眉头间连线与前正中线之交点处。

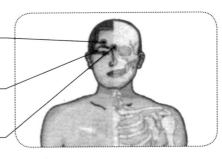

④大椎穴

在后正中线上，第7颈椎棘突下凹陷中。

⑤身柱穴

在背部，当后正中线上，第3胸椎棘突下凹陷中。

⑥心俞穴

在背部，当第5胸椎棘突下，旁开1.5寸。

⑦曲池穴

在肘横纹外侧端，屈肘，当尺泽与肱骨外上髁连线中点。

⑧合谷穴

在手背，第1、2掌骨间，当第2掌骨桡侧的中点处。

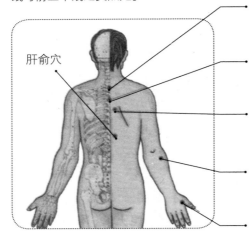

肝俞穴

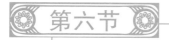

第六节
拔罐治疗老年性白内障

老年性白内障是白内障中最常见的一种，是晶状体老化过程中出现的退行性改变，晶状体逐渐失去透明性。发病机制迄今未明。随着年龄增长发病率增高，是老年人最常见的疾病之一。

◎症状

早期主要表现为眼前固定性黑点，就像有蚊子来回飞一样，以及远近视力均减退、视物模糊、怕光等。

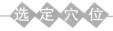 选定穴位

①风池

位于颈后部，在枕骨之下，与风府相平，胸锁乳突肌与斜方肌上端之间的凹陷处。

②肾俞

位于腰部，在第2腰椎棘突下，旁开1.5寸。

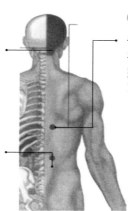

③肝俞

位于背部，在第9胸椎棘突下，旁开1.5寸。

④足三里

位于小腿前外侧，在犊鼻下3寸，距胫骨前缘一横指。

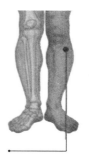

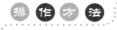 操作方法

患者取俯卧位，分别把罐吸拔在消过毒的穴位上，留罐15分钟左右，以罐内皮肤充血为度。每日1次。

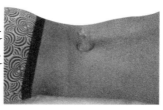

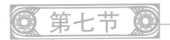

第七节 拔罐治疗耳鸣

耳鸣是指患者在耳部或头部的一种声音感觉，但外界并无相应的声源存在，是多种耳科疾病的症状之一，亦可出现于内、外、神经、精神等科的疾病中。

◎症状

主观性耳鸣可呈铃声、嗡嗡声、哨声、汽笛声、海涛声、嗞嗞声、吼声等，也可呈各种音调的纯音或杂声。客观性耳鸣，耳鸣声不但患者自己可感觉到，而且其他人也能听到。如由血管病变引起耳鸣者常与脉搏同步；腭肌阵挛所致的耳鸣多为一耳或双耳有不规则的咔哒声。耳鸣患者伴随症状有头昏、失眠、全身乏力、烦躁易怒等。

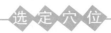

●颈部夹脊穴、压痛点、大椎、肩井、天宗、曲池、手三里、外关。

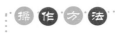

取上穴，以单纯火罐法吸拔穴位，留罐10分钟，隔日1次。

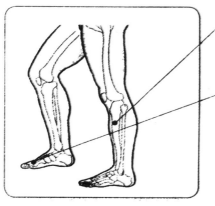

足三里

在小腿前外侧，当犊鼻下3寸，距胫骨缘一横指（中指）。

太冲穴

在足背侧，当第1跖骨间隙的后方凹陷处。

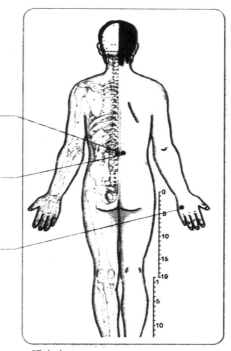

命门穴

在腰部，当后正中线上，第2腰椎棘突下凹陷中。

肾俞穴

在腰部，当第2腰椎棘突下，旁开1.5寸。

中渚穴

在手背部，当环指本节（掌指关节）的后方，第4、5掌骨间凹陷处。

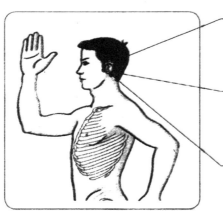

听宫穴

在面部，耳屏前，下颌骨髁突的后方，张口时呈凹陷处。

听会穴

在面部，当耳屏间切迹的前方，下颌骨髁突的后缘，张口有凹陷处。

翳风穴

在耳垂后方，当乳突与下颌角之间的凹陷处。

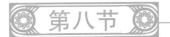

第八节

拔罐治疗耳聋

耳聋是各种听力减退症状的总称，为耳科临床常见病，临床上常将耳聋分为轻度、中度、重度和全聋四级。

◎症状

轻度耳聋者，远距离听话或听一般距离低声讲话感到困难，纯音语言频率的气导听阈在10～30分贝以内；中度耳聋者，近距离听话感到困难，纯音语言频率的气导听阈在30～60分贝；重度耳聋者，只能听到很大的声音，可听见在耳边喊叫的高声，纯音语言频率的气导听阈在60～90分贝；全聋者，完全不能听到声音，纯音听阈90分贝以上。

选定穴位

●耳门、听宫、翳风、听会、脾俞、肾俞、外关、中渚、阳陵泉、足三里、三阴交、太溪、侠溪。

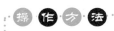

取上穴，以单纯火罐法吸拔穴位，留罐10分钟，隔日1次。

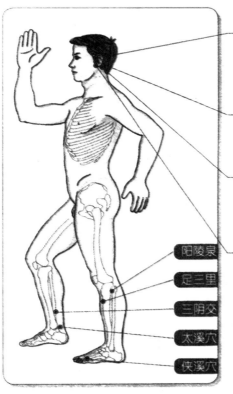

耳门穴

在面部，当耳屏上切迹的前方，下颌骨髁状突后缘，张口有凹陷处。

听宫穴

在面部，耳屏前，下颌骨髁状突的后方，张口时呈凹陷处。

翳风穴

在耳垂后方，当乳突与下颌角之间的凹陷处。

听会穴

在面部，当耳屏间切迹的前方，下颌骨髁突的后缘，张口有凹陷处。

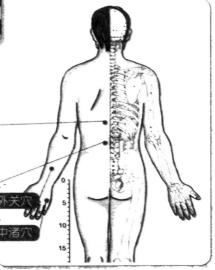

脾俞穴

在背部，当第11胸椎棘突下，旁开1.5寸。

肾俞穴

在腰部，当第2腰椎棘突下，旁开1.5寸。

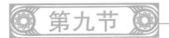

第九节
拔罐治疗牙痛

牙痛是口腔科最常见的病症之一。一般遇到冷、热、酸、甜等刺激时尤为明显。牙痛主要由龋齿、急性根尖周围炎、牙周炎、智齿冠周炎、牙本质过敏等引起。

◎症状

中医学认为，牙痛有虚实之分，实痛多因胃火引起，伴有口臭、便秘等症；虚痛多由肾虚所致，伴有齿浮、神疲乏力等。当患者发生牙病时，采用泡脚按摩疗法，一般10～20分钟，多能缓解。

选定穴位

下关、颊车、风池、大椎、大杼、胃俞、合谷、内庭、行间。

①大杼
位于臂部，当第2胸椎棘突下，旁开1.5寸。

②胃俞
位于背部，在第12胸椎棘突下，旁开1.5寸。

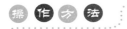

（1）火罐法：用投火或闪火法将罐吸附于大椎、风池、颊车、合谷，或用抽气罐法。

（2）针罐法：先行针刺下关、大椎、胃俞、内庭、行间，待得气后留针，再用火罐或抽气罐法将罐吸附于穴位。

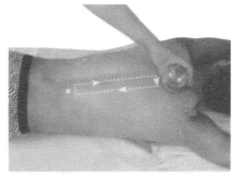

（3）刺络拔罐法：先对合谷、颊车、胃俞、下关进行消毒，之后用三棱针在各穴点刺2~3下，再用闪火法将罐吸拔于点刺部位。

（4）走罐法：沿背部足太阳膀胱经的大杼至胃俞，自上而下走罐，以皮肤潮红为度。

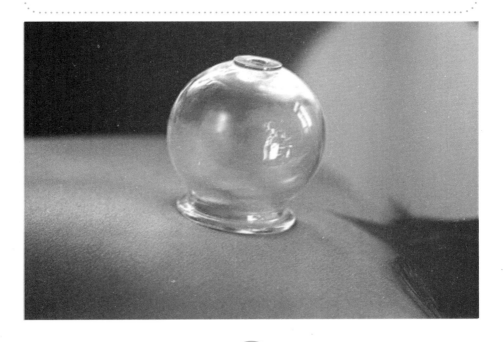

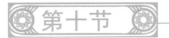

第十节

拔罐治疗扁桃体炎

扁桃体炎为腭扁桃体的非特异性炎症，中医上称为"乳蛾"、"喉蛾"，中医认为外感风热毒邪是本病发生的主要原因。本病急性者多为风火热毒之症，慢性者多属阴亏燥热之候。治疗当以清火、滋阴、润燥为基本法则。

◎病因

扁桃体炎有急慢性之分。急性扁桃体炎多见于10～30岁之间的青年人，好发于春秋季节，通常与急性咽炎同时发生，主要由细菌感染而引起，常见致病菌为溶血性链球菌、葡萄球菌和肺炎双球菌。细菌通过空气飞沫、食物或直接接触而传染。

慢性扁桃体炎多由扁桃体炎的急性反复发作或隐窝引流不畅，细菌在隐窝内繁殖而导致，也可继发于某些急性传染病，如猩红热、麻疹、白喉等。扁桃体炎的反复发作，除可引起明显的局部症状外，还可成为身体的一个重要隐患，在某些诱发因素存在的情况下，促使发生各种疾病或原有疾病恶化，特别是儿童时期慢性扁桃体炎的反复发作，容易合并风湿病、肾小球肾炎、风湿性心脏病等，应当引起重视。

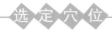

选定穴位

● 大椎、风门、身柱、肺俞、心俞、肝俞、曲池、外关、合谷。

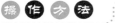

◆ （1）火罐法：用投火或闪火法将罐吸附于大椎、肺俞、身柱、曲池，亦可用抽气罐法吸附于上述穴位。

◆ （2）针罐法：先行针刺大椎、风门、肝俞、合谷，得气后留针，用火罐或抽气罐法将罐吸附于穴位。

◆ （3）刺络拔罐法：先对大椎、肺俞、心俞、外关进行消毒，后用三棱针在各穴点刺2～3下，再用闪火法将罐吸拔于点刺部位。

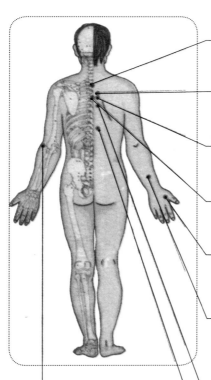

①大椎穴

在后正中线上，第7颈椎棘突下凹陷中。

②风门穴

在背部，当第2胸椎棘突下，旁开1.5寸。

③肺俞穴

在背部，当第3胸椎棘突下，旁开1.5寸。

④身柱穴

在背部，当后正中线上，第3胸椎棘突下凹陷中。

⑤合谷穴

在手背，第1、2掌骨间，当第2掌骨桡侧的中点处。

⑥外关穴

在前臂背侧，当阳池与肘尖的连线上，腕背横纹上2寸，尺骨与桡骨之间。

⑦心俞穴

在背部，当第5胸椎棘突下，旁开1.5寸。

⑧肝俞穴

在背部，当第9胸椎棘突下，旁开1.5寸。

⑨曲池穴

在肘横纹外侧端，屈肘，当尺泽与肱骨外上髁连线中点。

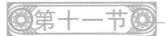

第十一节 拔罐治疗口腔溃疡

口腔溃疡是口腔黏膜疾病中常见的溃疡性损害疾病。

◎症状

发作时疼痛剧烈，灼痛难忍。

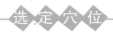
选定穴位

①大椎

在后正中线上，第7颈椎棘突下凹陷中。

③大杼穴

位于背部，当第1胸椎棘突下，旁开1.5寸处。

②命门

位于腰部，在后正中线上，第2腰椎棘突下凹陷中。

④膀胱俞

位于骶部，在骶正中嵴旁1.5寸，平第2骶后孔。

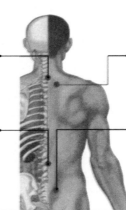

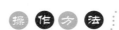
操作方法

患者取合适体位，在皮肤和玻璃罐口上涂润滑油。沿背部的足太阳膀胱经即大杼至膀胱俞和督脉的大椎至命门一段自上而下走罐，以皮肤潮红为度。

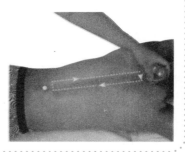

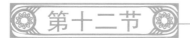

拔罐治疗过敏性鼻炎

过敏性鼻炎又称变态反应性鼻炎，是身体对某些过敏源敏感性增高而出现的以鼻黏膜病变为主的一种异常反应。本病与变态反应体质、精神因素和内分泌失调等有关，常因外界刺激而引发，以青少年多见。

◎症状

过敏性鼻炎患者常常突然出现阵发性鼻内发痒，连续喷嚏，流大量清涕，鼻塞，并反复发作，常伴嗅觉减退或有其他过敏现象出现鼻黏膜潮湿水肿，有时伴咳嗽、寒热等感冒症状。喷嚏以清晨和睡醒最严重，较大儿童每次在5个以上。鼻塞严重时张口呼吸，由于夜里鼻涕流向鼻咽部引发反复咳嗽。鼻塞常随体位变动而改变，如左侧卧则左鼻塞而右鼻通，右侧卧则右鼻塞而左鼻通，是鼻炎的特征性表现。

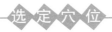

● 迎香、风池、风门、肺俞、脾俞、太渊、足三里。

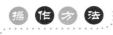

发作期时先行针刺风池、迎香、肺俞、脾俞、太渊、足三里，得气后留针，然后用火罐或抽气罐法将罐吸附于肺俞、脾俞和足三里穴位上；在缓解期时，取双侧风门、肺俞、足三里、脾俞，用火罐或抽气罐法将罐吸附于穴位上。

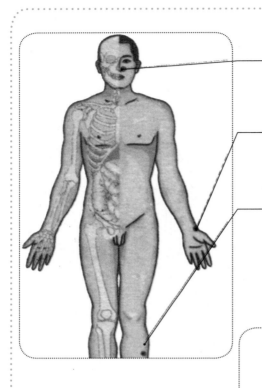

①迎香穴

在鼻翼外缘中点旁，当鼻唇沟中间。

②太渊穴

在腕掌侧横纹桡侧，桡动脉搏动处。

③足三里穴

在小腿前外侧，当犊鼻下3寸，距胫骨前缘一横指（中指）。

④风池穴

在颈部，当枕骨之下，与风府相平，胸锁乳突肌与斜方肌上端之间的凹陷处。

⑤风门穴

在背部，当第2胸椎棘突下，旁开1.5寸。

⑥肺俞穴

在背部，当第3胸椎棘突下，旁开1.5寸。

⑦脾俞穴

在背部，当第11胸椎棘突下，旁开1.5寸。

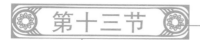

拔罐治疗鼻窦炎

鼻窦炎是鼻部的常见病之一。分急慢性两种，慢性较急性多见，常继发于急性鼻窦炎之后，急性鼻窦炎多单发于一个鼻窦，慢性鼻窦炎常为多发性，甚至可累及一侧或两侧所有的鼻窦。

◎症状

鼻窦炎患者常表现为鼻中流涕，或清或黄，或伴有腥味，嗅觉减退，鼻痒，喷嚏时作。如为慢性者则长久不愈，时发时止，时轻时重，易感冒，伴头痛。感冒后鼻塞流涕和头痛均加重。

选定穴位

●大椎、风门、身柱、肺俞、肝俞、中脘、太渊、合谷、丰隆。

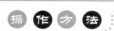

◆ （1）火罐法：用投火或闪火法将罐吸附于大椎、身柱、肺俞、合谷；或用抽气罐法。

◆ （2）针罐法：先行针刺大椎、身柱、风门、肺俞、中脘、丰隆，得气后留针，用火罐或抽气罐法将罐吸附于穴位。

◆ （3）刺络拔罐法：先对大椎、肺俞、肝俞、太渊进行消毒，后用三棱针在各穴点刺2～3下，再用闪火法将罐吸拔于点刺部位。

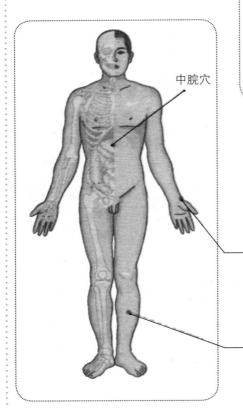

①大椎穴

在后正中线上,第7颈椎棘突下凹陷中。

风门穴
肺俞穴
身柱穴
肝俞穴

中脘穴

②合谷穴

在手背,第1、2掌骨间,当第2掌骨桡侧的中点处。

③太渊穴

在腕掌侧横纹桡侧,桡动脉搏动处。

④丰隆穴

在小腿前外侧,当外踝尖上8寸,条口外,距胫骨前缘二横指(中指)。

第十四节

拔罐治疗鼻出血

鼻出血是常见的临床症状之一，引起偶尔鼻出血的原因有上火、脾气暴躁、心情焦虑，或被异物撞击、人为殴打等原因。

○病因

鼻腔黏膜中的微细血管分布很密，很敏感且脆弱，容易破裂而致出血。鼻出血也可由鼻腔本身疾病引起，也可能是全身性疾病所诱发。鼻出血的患者平常要多食水果蔬菜类容易消化的食物。

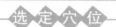
选定穴位

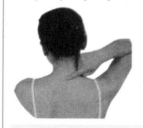

大椎
自颈部中线向下第一个凸起（转头时会有位置变动）下方的凹陷处。

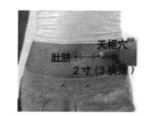

天枢
在腹中部，距脐中2寸（3横指）。

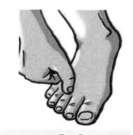

内庭
在足背，当二、三趾间，趾蹼缘后方赤白肉际处。

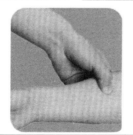

孔最
在前臂掌面桡侧，当尺泽与太渊连线上，腕横纹上7寸。

心俞

在背部，当第五胸椎棘突下，旁开1.5寸。

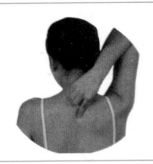

 操 作方法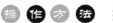

◆ 1.用拔罐器将气罐吸附在大椎穴上，留罐15分钟，以局部皮肤泛红、充血为度。

◆ 2.用拔罐器将气罐吸附在天枢穴上，留罐15分钟，以局部皮肤有酸胀痛感为佳。

◆ 3.用拔罐器将气罐吸附在孔最穴上，留罐15分钟，以局部皮肤泛红、充血为度。

◆ 4.用拔罐器将气罐吸附在内庭穴上，留罐15分钟，以局部皮肤有酸胀痛感为佳。

◆ 5.点燃棉球后，伸入罐内旋转一圈马上抽出，将火罐扣在心俞穴上，留罐10分钟，以被拔罐部位充血，并有少量瘀血被拔出为度。

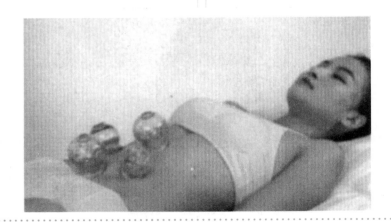

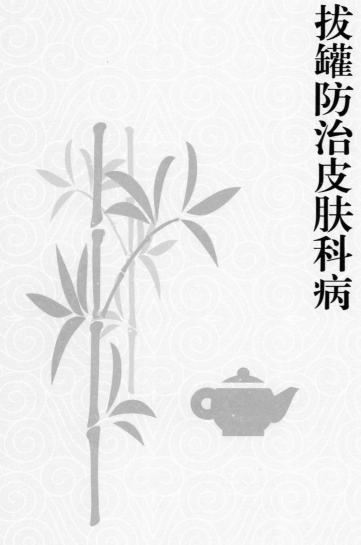

第五章

拔罐防治皮肤科病

各种皮肤病不仅影响人的美观，还会使人倍感无奈，产生自卑心理。尤其是在极注重外在形象的现代社会，皮肤病反复发作往往令许多人烦恼倍增。自然，药物的治疗是一种选择，而一法多治的拔罐则是你对症治疗的另一种方式，拔罐治疗皮肤病，面子好看和里子要健康的问题都能很好解决。

第一节

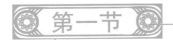

拔罐治疗皮肤瘙痒症

皮肤瘙痒症是指皮肤无原发性损害，只有瘙痒及因瘙痒而引起的继发性损害的一种皮肤病。本病好发于老年人及成年人，多见于冬季。中医学属"风瘙痒"、"痒风"等范畴。

◎症状

根据临床表现，皮肤瘙痒症可分全身性皮肤瘙痒症和局限性皮肤瘙痒症两种。前者周身皆可发痒，部位不定，此起彼伏，常为阵发性，以夜间为重。患者因痒而搔抓不止，皮肤常有抓痕、血痂、色素沉着等；后者瘙痒仅局限于某一部位，常见于肛门、外阴、头部、腿部、掌部等。

选定穴位

●大椎、风门、肺俞、膈俞、曲池、血海。

操作方法

◆ （1）火罐法：用投火或闪火法将罐吸附于大椎、风门、膈俞、曲池；或用抽气罐法。

◆ （2）针罐法：先行针刺大椎、肺俞、膈俞、血海，待得气后留针，再用火罐或抽气罐法将罐吸附于穴位。

◆ （3）刺络拔罐法：先对大椎、肺俞、膈俞、血海进行消毒，后用三棱针在各穴点刺2~3下，再用闪火法将罐吸拔于点刺部位。以溢出少量血为度。

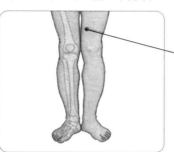

⑥血海穴

屈膝，在大腿内侧，髌底内侧端上2寸，当股四头肌内侧头的隆起处。或以左手掌心按于患者右膝髌骨上缘，二至五指向上伸直，拇指约呈45°斜置，拇指尖下是穴。

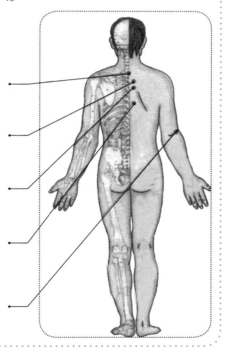

①大椎穴

在后正中线上，第7颈椎棘突下凹陷中。

②风门穴

在背部，当第2胸椎棘突下，旁开1.5寸。

③肺俞穴

在背部，当第3胸椎棘突下，旁开1.5寸。

④膈俞穴

在背部，当第7胸椎棘突下，旁开1.5寸。

⑤曲池穴

在肘横纹外侧端，屈肘，当尺泽与肱骨外上髁连线中点。

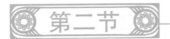

第二节

拔罐治疗接触性皮炎

接触性皮炎是因接触某些物理、化学、生物等刺激物而引起的皮肤炎症，多发生在皮肤裸露部位。

◎症状

接触性皮炎临床表现为接触部位或扩展到身体的其他部位肿胀、瘙痒、红斑、丘疹、烧灼及胀痛，甚则起水泡或大泡以致坏死溃疡等，可伴有无力、头痛、头胀等全身症状。中医认为本病系风毒袭表、湿热内蕴、热毒壅遏、气血失和而成。治宜疏风散邪、清热解毒、利湿止痒之法。

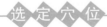

●尺泽、曲池、曲泽、合谷、委中。

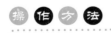

取上穴，以单纯火罐法吸拔穴位，留罐10~15分钟，每日1次。

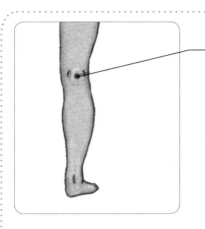

①委中穴

在腘横纹中点，当股二头肌腱与半腱肌肌腱的中间。

②曲泽穴

在肘横纹中，当肱二头肌腱的尺侧缘。

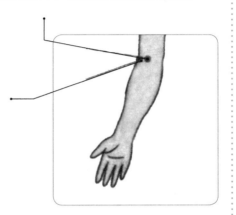

③尺泽穴

在肘横纹中，肱二头肌腱桡侧凹陷处。

④曲池穴

在肘横纹外侧端，屈肘，当尺泽与肱骨外上髁连线中点。

⑤合谷穴

在手背，第1、2掌骨间，当第2掌骨桡侧的中点处。简便取穴：以一手的拇指指骨关节横纹，放在另一手拇、食指之间的指蹼缘上，当拇指尖下是穴。

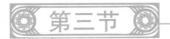

拔罐治疗神经性皮炎

神经性皮炎是一种皮肤神经功能障碍性疾病，以阵发性皮肤瘙痒和皮肤苔藓化为主症，发病和神经精神因素及某些外在刺激因素有关。

◎症状

本病好发于颈后及两侧、肘窝、腘窝、尾骶等处。皮疹不甚广泛或仅限于上述部位时，称局限性神经性皮炎；皮疹分布广泛，除局限型所涉及的部位外，眼睑、头皮、躯干及四肢均受累时，则称为泛发性神经性皮炎。

本病初发时局部皮肤瘙痒，因不断搔抓，逐渐出现圆形或多角形的扁平丘疹。疹的颜色和正常皮肤相同或带褐色，表面很少有鳞屑。久之，皮肤逐渐变厚变硬，成为一块境界清楚的椭圆形或不规则斑块。斑块表面粗糙，皮沟显著加深、皮嵴隆起，很像一块粗糙的牛皮，称苔藓样改变。皮损部位干燥、不流水，也有时发生糜烂，奇痒无比，夜间尤甚。病程缓慢，时轻时重，反复发作。

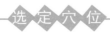

●大椎、身柱、肺俞穴及病灶处。

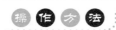

取上3穴，采用刺络罐法或留针罐法，先用三棱针点刺或用毫针

刺穴位得气，然后用闪火法将罐吸拔在点刺或留针的穴位上。病灶局部施行皮肤针罐法（叩击出血）或用敷蒜罐（将蒜捣烂敷在病灶上再拔罐）、涂药罐（在病灶上涂5%～10%来苏水或2.5%碘酒），病灶宽者可多拔几个罐，均留罐10～15分钟。起罐后在病灶上加艾条温和灸约15分钟，每日1次。缓解后隔1～2日1次，10次为一疗程。

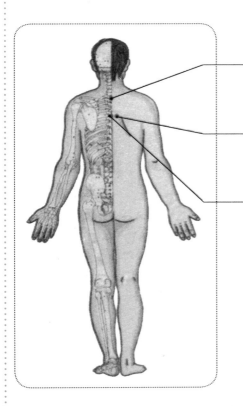

①大椎穴

在后正中线上，第7颈椎棘突下凹陷中。

②肺俞穴

在背部，当第3胸椎棘突下，旁开1.5寸。

③身柱穴

在背部，当后正中线上，第3胸椎棘突下凹陷中。

第四节

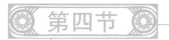

拔罐治疗湿疹

　　湿疹是一种常见的过敏性、炎症性皮肤病。湿疹的发病原因一般认为是由于内在刺激因素（如病灶感染、寄生虫感染、吃某些食物、服用某些药物等）或外来刺激因素（如寒冷、日光、植物、昆虫等）作用于机体而引起的皮肤变态反应性炎症。

◎症状

　　湿疹一般分为急性、亚急性和慢性三类。其特点是皮损呈多形性，红斑、丘疹、水泡、糜烂、渗出、结痂等，呈对称性分布，好发于面部、肘弯、腘窝、阴囊等处，严重时可泛发全身，剧烈瘙痒。反复发作，易演变成慢性。

　　中医学称本病为湿疮，又有浸淫疮、血风疮等名称。是由禀赋不耐、风湿热邪客于肌肤、经络受阻所致；或湿热浸淫日久，迁延伤脾，脾虚失运，湿邪留恋，蕴于肌肤所致；或病久失治，耗伤阴血，血虚生风化燥，肌肤失于濡养所致。

选定穴位

　　●大椎、灵台、肺俞、曲池、血海、三阴交、神阙穴及病灶。

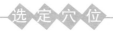 操 作 方 法

　　病灶处采用单纯罐法（依病灶宽窄，可置单罐或密排罐，要求尽量罩住病灶），病灶炎症甚者，加大椎或灵台穴，施行刺络罐法或毫针罐法，

留罐10～15分钟，每1～2日1次。若病灶处不能置罐，或泛发者，取各穴位施以刺络罐法或毫针罐法，留罐10～15分钟，每1～2日1次。

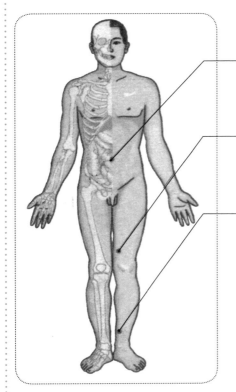

①神阙穴
在腹中部，脐中央。

②血海穴
屈膝，在大腿内侧，髌底内侧端上2寸，当股四头肌内侧头的隆起处。

③三阴交穴
在小腿内侧，当足内踝尖上3寸，胫骨内侧缘后方。

④大椎穴
在后正中线上，第7颈椎棘突下凹陷中。

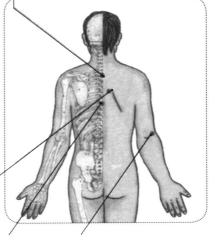

⑤肺俞穴
在背部，当第3胸椎棘突下，旁开1.5寸。

⑥灵台穴
在背部，当后正中线上，第6胸椎棘突下凹陷中。

⑦曲池穴
在肘横纹外侧端，屈肘，当尺泽与肱骨外上髁连线中点。

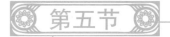

拔罐治疗带状疱疹

带状疱疹是一种由病毒引起的皮肤病，可发生于身体任何部位，但以腰背为多见，故此俗称"串腰龙"。中医认为，本病的发生多因情志内伤、肝郁气滞、日久化火而致肝胆火盛、外受毒邪而发。

◎症状

患者感染病毒后，往往暂不发生症状，病毒潜伏在脊髓后根神经节的神经元中，在机体免疫功能减退时才引起发病，如感染、肿瘤、外伤、疲劳及使用免疫抑制剂时等。本病好发于三叉神经、椎神经、肋间神经和腰底神经的分布区，初起时患部往往有瘙痒、灼热或痛的感觉，有时出现全身不适、发热、食欲不振等前驱期症状，随后有不规则的红斑、斑丘疹出现，很快演变成绿豆大小的集簇状小水泡，泡液澄清，周围绕以红晕。数日内水泡干涸，可有暗黑色结痂，或出现色素沉着；与此同时不断有新疹出现，新旧疹群依神经走行分布，排列呈带状，故而得"带状疱疹"之名，疹群之间皮肤正常。有些患者皮损完全消退后，仍可留有神经痛，多数患者在发病期间疼痛明显，少数患者可无疼痛或仅有轻度痒感。

选定穴位

- ①病灶处，大椎、灵台穴。
- ②大椎、肝俞。
- ③身柱、脾俞。

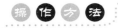

取①组穴，在病灶处采用单纯密排罐法，或加艾条温和灸10～15分钟，或用皮肤针重叩，渗血后再施行密排罐法；大椎、灵台穴采用刺罐法，留罐15分钟。若局部疱疹溃破、渗液多时，可涂龙胆紫药水。取②组穴，采用刺络罐法，每次取3穴，点刺后拔罐10～15分钟，每日或隔日1次。

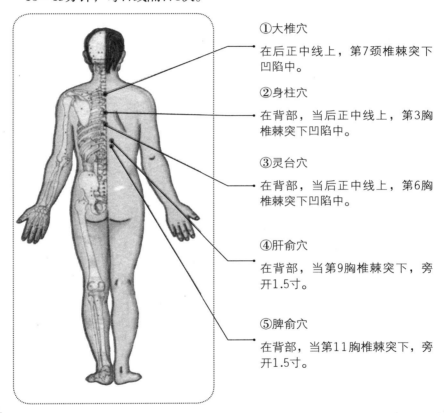

①大椎穴

在后正中线上，第7颈椎棘突下凹陷中。

②身柱穴

在背部，当后正中线上，第3胸椎棘突下凹陷中。

③灵台穴

在背部，当后正中线上，第6胸椎棘突下凹陷中。

④肝俞穴

在背部，当第9胸椎棘突下，旁开1.5寸。

⑤脾俞穴

在背部，当第11胸椎棘突下，旁开1.5寸。

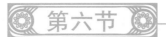

拔罐治疗荨麻疹

荨麻疹是一种常见的过敏性皮肤病，俗称风疹块，是一种过敏性皮肤病。常因某种食物、药物、生物制品、病灶感染、精神因素、肠寄生虫、外界冷热等刺激引起。

◎症状

荨麻疹主要表现为皮肤表面出现大小不等的局限性风团，伴有瘙痒和灼热感，少数患者可有发热、腹痛等症状，特点是骤然发生，迅速消退，愈后不留任何痕迹。根据病程长短可分急性和慢性两型，急性荨麻疹经数日至数周消退，原因较易追查，去除病因后，迅速消退。慢性荨麻疹反复发作，常经年累月不愈，病因不易追查。

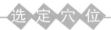

● ①神阙穴。
● ②大椎及背部脊椎两侧膀胱经循行部位。
● ③大椎、风池、风门、曲池、血海穴。

操作方法

取神阙穴，施以单纯罐法，将罐吸拔在穴位上，留罐5～10分钟，起罐后再拔，连续3次为治疗1次，以局部皮肤明显瘀血为佳，每日1次，3次为一疗程，疗程间隔3～5天。若属于体质虚寒，或遇冷、冬季发作者，可于每次拔罐前用艾条温和灸神阙穴10～15分钟。取②组穴，施以走罐，至皮肤起丹痧，然后点刺大椎穴，放血数滴，每1～2天1次，3次为一疗程，疗程间隔4～6天。取③组穴，采用单纯罐法，留罐10分钟，每天1次。风团局部水肿者，加拔阴陵泉和三阴交穴。

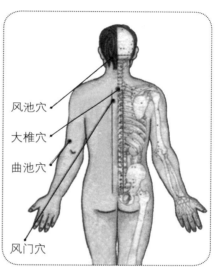

风池穴

大椎穴

曲池穴

风门穴

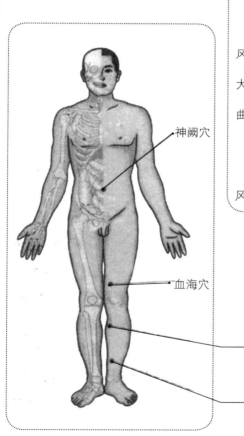

神阙穴

血海穴

①阴陵泉

在小腿内侧，当胫骨内侧踝后下方凹陷处。

②三阴交

在小腿内侧，当足内踝尖上3寸，胫骨内侧缘后方。

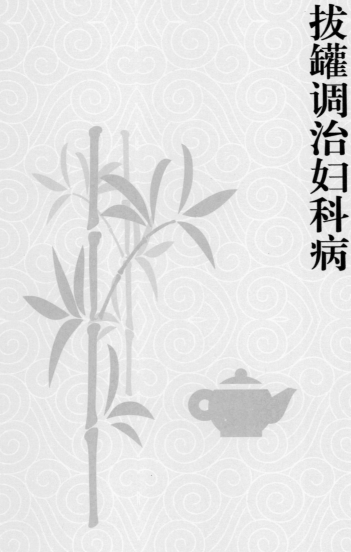

第六章

拔罐调治妇科病

健康的女人最美丽。超凡脱俗的气质，源于健康的身体。一个病歪歪的女人，会有什么魅力可言呢？而妇科病向来就是女性的天敌，尤其是痛经、功能性子宫出血、外阴瘙痒、盆腔炎等妇科疾病往往让女人苦不堪言，但又束手无策。神奇的拔罐术会让患有妇科病的女性朋友摆脱疾病困扰，做轻松、愉快的健康女人。

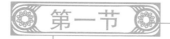

第一节 拔罐治疗月经不调

月经不调是妇科最常见的疾病之一，月经的期、量、色、质的任何一方面发生改变，均称为月经不调。中医认为经水出诸肾，意思是月经病和肾功能有关，和脾、肝、气血、冲脉、任脉、子宫也相关。

◎症状

（1）经期提前：月经提前指月经周期缩短，短于21天，而且连续出现2个周期以上，属于排卵型功血。基础体温双相，增生期短，仅7～8天；或黄体期短于10天，或体温上升不足0.5℃。

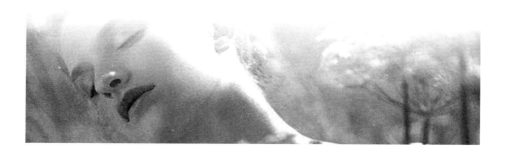

（2）经期延迟：月经错后7天以上，甚至40~50天一行，并连续出现2个月经周期以上。有排卵者，基础体温双相（有低温和高温两个阶段），但增生期长，高温相偏低；无排卵者，基础体温单相（公有低温阶段，无高温期）。

（3）经期延长：月经周期正常，经期延长，经期超过7天以上，甚至2周方净。有炎症者平时小腹疼痛，经期加重，平时白带量多，色黄或黄白、质稠、有味。黄体萎缩不全者同时伴有月经量多；子宫内膜修复延长者在正常月经期后，仍有少量持续性阴道出血。

（4）月经先后不定期：月经提前或延迟，周期或短于21天，或长于35天。

选 定 穴 位

●肝俞、脾俞、命门、肾俞、气海俞、关元俞、次髎、腰俞、气海、关元、归来、血海、足三里、三阴交。

操 作 方 法

◆（1）火罐法：取脾俞、肾俞、关元、足三里、三阴交，用闪火法拔罐或用闪罐法。

◆（2）针罐法：取肝俞、脾俞、肾俞、气海、关元、三阴交，消毒后，毫针针刺，并在针刺部位拔罐。

◆（3）刺络拔罐法：取命门、腰俞、气海俞、关元俞、关元、血海，消毒后用三棱针点刺穴位3~5下，然后拔罐。

◆（4）走罐法：沿督脉的命门至腰俞、足太阳膀胱经的肾俞到次髎来回走罐，直至皮肤出现红色瘀血为止，然后再针刺关元、归来、足三里、三阴交并拔罐于针上。

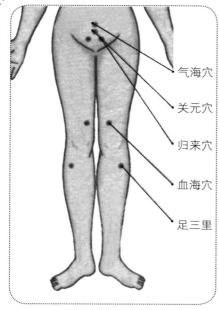

气海穴

关元穴

归来穴

血海穴

足三里

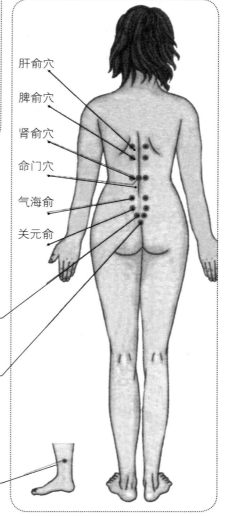

肝俞穴

脾俞穴

肾俞穴

命门穴

气海俞

关元俞

①次髎穴

在骶部，当髂后上棘内下方，适
对第2骶后孔处。

②腰俞穴

在骶部，当后正中线上，适对骶
管裂孔。

③三阴交

在小腿内侧，当足内踝尖上3寸，
胫骨内侧缘后方。

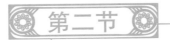

第二节
拔罐治疗闭经

闭经即不来月经，是妇女常见的一种症状。通常分为原发性和继发性两类。医学认为，闭经多由先天不足、体弱多病，或多产房劳、肾气不足、精亏血少，大病、久病、产后失血，或脾虚生化不足、冲任血少，情志失调，精神过度紧张所致，或受刺激、气血瘀滞不行，肥胖、多痰多湿、痰湿阻滞冲任等引起。

◎病因

妇女超过18岁仍不来月经叫原发性闭经；已经建立了正常月经周期后，连续3个月以上不来月经叫继发性闭经。青春期前、妊娠后、哺乳期及绝经期后的闭经是正常的，不属于病态。子宫发育异常，如先天性无子宫、刮宫过深、子宫内膜结核以及先天性无卵巢、放疗破坏卵巢组织，或患有严重贫血、慢性肾炎、糖尿病、甲状腺及肾上腺功能亢进或减退；环境改变、惊吓、恐惧、过度紧张、劳累等原因均可引起闭经。

选定穴位

●①大椎、肝俞、脾俞。②身柱、肾俞、气海、三阴交。③命门、关元。

操作方法

取以上各组穴，均施以单纯罐法或刺络罐法，首先用三棱针在穴位上点刺，然后用闪火法将罐吸拔在穴位上，留罐15分钟后，每次1组穴，每日1次。

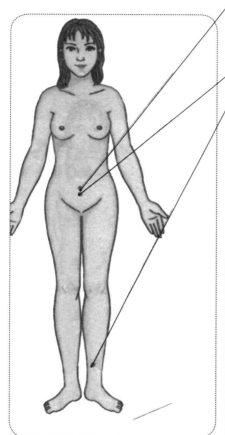

①气海穴

在下腹部，前正中线上，当脐中下1.5寸。

②关元穴

在下腹部，前正中线上，当脐中下3寸。

③三阴交

在小腿内侧，当足内踝尖上3寸，胫骨内侧缘后方。

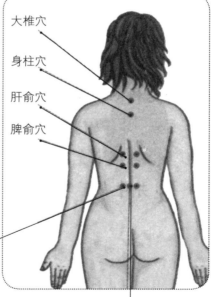

大椎穴

身柱穴

肝俞穴

脾俞穴

④肾俞穴

在腰部，当第2腰椎棘突下，旁开1.5寸。

⑤命门穴

在腰部，当后正中线上，第2腰椎棘突下凹陷中。

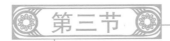

拔罐治疗痛经

痛经是月经来潮及行经前后出现的下腹部疼痛。属月经病范畴，是妇科常见病症。痛经多因气滞血瘀、寒湿凝滞、气血虚损等因所致。气血瘀阻、冲任失调，"不通则痛"故发生痛经。

◎症状

一般在行经前开始有痛感，逐渐加剧，历时数小时或两三天不等，疼痛多为下腹部绞痛、胀痛或坠痛。有小腹凉、得热痛减轻的感觉。还常伴有消化系统症状，如恶心呕吐、腹泻、尿频等。还可伴头痛、冷汗、虚脱等。痛经可分为原发性痛经和继发性痛经。

（1）原发性痛经：指经妇科检查，生殖器官无明显器质性病变者，多发生于月经初潮后2～3年的青春期少女或未生育的年轻女性。

（2）继发性痛经：指经妇科检查、B超检查、腹腔镜检查、生殖器官有明显的器质性病变者，如患有盆腔炎、子宫肌瘤、子宫内膜异位症等。

选 定 穴 位

●肝俞、脾俞、三焦俞、肾俞、命门、关元俞、次髎、腰俞、气海、关元、归来、子宫、中极、足三里、地机、三阴交。

操作方法

◆（1）火罐法：用闪火法将罐吸附于肾俞、三焦俞、气海、关元、中极、归来、足三里、三阴交。

◆（2）针罐法：取肝俞、脾俞、肾俞、关元、归来、足三里、三阴交、地机，消毒后，毫针针刺，然后用闪火法拔罐于针上。

◆（3）走罐法：取适当大小火罐，沿督脉的命门至腰俞、足太阳膀胱经的肾俞至次髎来回走罐，直至皮肤出现红色瘀血为止。

---

①肝俞穴

在背部，当第9胸椎棘突下，旁开1.5寸。

②脾俞穴

在背部，当第11胸椎棘突下，旁开1.5寸。

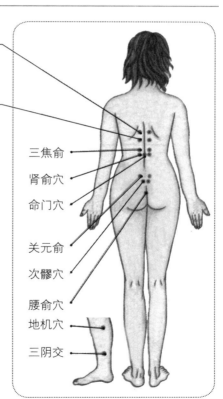

三焦俞
肾俞穴
命门穴
关元俞
次髎穴
腰俞穴
地机穴
三阴交

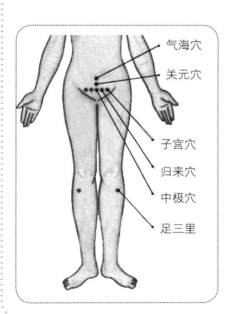

气海穴
关元穴
子宫穴
归来穴
中极穴
足三里

第四节
拔罐治疗产后宫缩痛

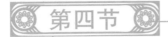

产后宫缩痛又称儿枕痛、产后子宫神经痛，是指分娩后子宫收缩引起的下腹部疼痛。产后宫缩痛的主要原因是由于产妇精神紧张、自主神经功能紊乱、内分泌失调等因素，导致分娩后子宫过度收缩引起。

○症状

产后宫缩痛一般在产后1～2日出现，持续2～3日后自然消失，多见于经产妇。哺乳时反射性催产素分泌增多会使疼痛加重。产后宫缩痛主要表现为：产后1～2天内出现下腹疼痛拒按，同时伴子宫变硬、恶露增加；严重者疼痛剧烈，经久不止，同时可伴大量出汗、恶心呕吐、食欲不振、睡眠不安等症状。

选 定 穴 位

● 肾俞、腰阳关、八髎、章门、气海、关元、中极、子宫、血海、足三里、三阴交。

操 作 方 法

◆（1）火罐法：用闪火法将罐吸附于肾俞、腰阳关、子宫、八髎、气海、关元、足三里、三阴交；或用抽气罐法吸附于上述穴位。

◆（2）针罐法：取肾俞、章门、中极、关元、血海、足三里、三阴交，消毒后用毫针针刺，然后用闪火法拔罐于针刺部位。

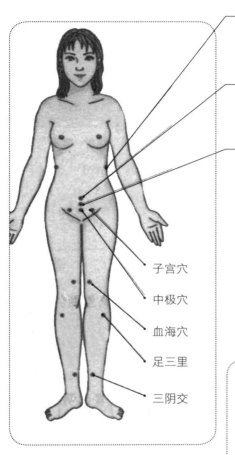

①章门穴

在侧腹部，当第11肋游离端的下方。

②气海穴

在下腹部，前正中线上，当脐中下1.5寸。

③关元穴

在下腹部，前正中线上，当脐中下3寸。

子宫穴

中极穴

血海穴

足三里

三阴交

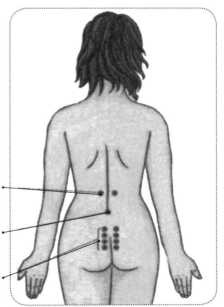

肾俞穴

腰阳关

八髎穴

第五节

拔罐治疗妊娠呕吐

妊娠呕吐是指妇女在怀孕6周左右出现不同程度的恶心呕吐症状。本病属于中医学"妊娠恶阻""子病""阻病""病儿"等范畴。

◎症状

妇女在怀孕初期，出现食欲不振，有轻度恶心、呕吐等现象，不影响饮食和工作，则属于正常生理反应，到妊娠第三个月能自然消失，故无需治疗。但有些孕妇呈持续性或剧烈呕吐，甚至不能进饮食、全身乏力、明显消瘦、小便少、皮肤粘膜干燥、眼球凹陷等，必须及时治疗，以免影响母体健康和胎儿发育。

选定穴位

● ①大椎、肝俞、脾俞、身柱、胃俞穴。
● ②中脘穴。

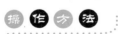

取①组穴，施以刺络罐法，以三棱针轻刺穴位，然后用闪火法将罐吸拔在穴位上，留罐10分钟，每日1次。或于进食前采用单纯罐吸拔中脘穴（吸力不宜过强），上罐后即可进食，食后15～20分钟起罐。连续使用本法数天后，若疗效有所降低，可用棉球蘸75%酒精或白酒塞入双耳孔，或于足三里穴施行单纯罐法或敷姜罐法。

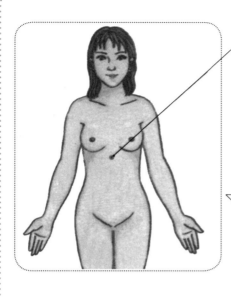

①中脘穴

在上腹部，前正中线上，当脐中上4寸。

②大椎穴

在后正中线上，第7颈椎棘突下凹陷中。

③身柱穴

在背部，当后正中线上，第3胸椎棘突下凹陷中。

④肝俞穴

在背部，当第9胸椎棘突下，旁开1.5寸。

⑤脾俞穴

在背部，当第11胸椎棘突下，旁开1.5寸。

⑥胃俞穴

在背部，当第12胸椎棘突下，旁开1.5寸。

第六节

拔罐治疗产后缺乳

产后缺乳是指产后乳汁分泌量少，甚至全无，不能满足婴儿需要。多因产妇身体虚弱、产期出血过多、乳腺发育不良、内分泌失调等因素所致。本病可归属于中医学的"缺乳"、"乳汁不行"范畴，其病因、病机为气血虚弱，不能化生乳汁，或肝郁气滞、经脉涩滞不通。

◎症状

产后缺乳系指排出的乳汁量少，甚或全无，不够喂养婴儿，可伴有胸胁、乳房胀满而痛，情绪抑郁不舒、烦躁易怒等，或乳房柔软无胀痛感，伴有面色口唇苍白、心悸气短、疲乏困倦等。

选定穴位

肩井、天宗、肝俞、脾俞、肾俞、膏肓、膻中、乳根、期门、中脘、气海、关元、少泽、太冲、三阴交、太溪。

操作方法

◆（1）火罐法：用闪火法将罐吸附于脾俞、肾俞、中脘、关元、膻中、三阴交、太溪，或用抽气罐法；或选天宗、膏肓、乳根、足三里指压按揉穴位10分钟，然后拔罐。

◆ （2）针罐法：取乳根、膻中、肩井、气海、关元、少泽、太冲，消毒后，先用三棱针点刺少泽，其余用毫针针刺，起针后拔罐。

◆ （3）刺络拔罐法：取肝俞、期门、膻中、乳根、少泽，消毒后用三棱针点刺或皮肤针叩刺，然后用闪火法拔罐于针刺部位。

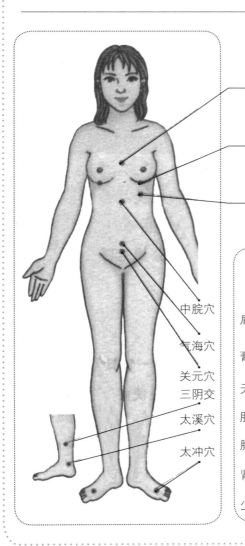

①膻中穴

在胸部，当前正中线上，平第4肋间，两乳头连线的中点。

②乳根穴

在胸部，当乳头直下，乳房根部，当第5肋间隙，距前正中线4寸。

③期门穴

在胸部，当乳头直下，第6肋间隙，前正中线旁开4寸。

中脘穴

气海穴

关元穴

三阴交

太溪穴

太冲穴

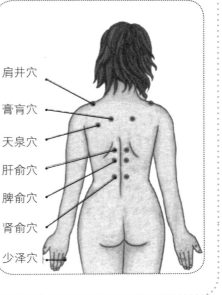

肩井穴

膏肓穴

天泉穴

肝俞穴

脾俞穴

肾俞穴

少泽穴

第七节
拔罐治疗功能性子宫出血

功能性子宫出血简称"功血"，指无周身性疾病及生殖器官器质性病变，而是由于神经内分泌系统功能障碍所引起的子宫异常出血。

◎症状

功血多见于更年期，约占50%，而育龄期约占30%，青春期约占20%。功血又可分为无排卵型和排卵型两类。无排卵型功血可见于子宫内膜增生或萎缩。排卵型功血可见于黄体不健及黄体萎缩不全。

功血的主要症状是子宫不规则出血，月经提前或错后，完全失去了规律性；或月经周期缩短，一般小于21天，但出血量和出血天数正常；也可以是月经周期正常，但是每次出血量极多，可达数百毫升；有的人虽然月经周期正常，但在月经来潮之前已有数天少量出血，颜色往往发暗，月经来潮数天后又淋漓不净，月经前后可持续出血十几天，或者在月经干净10天左右，阴道又流出少量血，有时一两天即干净，称为排卵型出血。无排卵型功血主要表现为子宫不规则出血，月经周期紊乱，经期长短不一，出血量时多时少，甚至大量出血。有时先有数周或数月停经，然后发生子宫不规则出血，不易自止；有时周期尚准，但经量增多，经期延长。

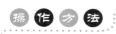

● ①关元、中极、天枢、脾俞、胃俞、肾俞、足三里穴。
● ②气海、大巨、肝俞、腰阳关、血海、三阴交穴。

操作方法

　　每次取1组穴位，采用单纯罐法或留针罐法、皮肤针罐法等。若属虚寒体质者选用气海、关元、中极、肾俞、腰阳关、足三里穴等，施行艾灸或隔姜灸罐法（先在穴位上施灸5～10分钟，然后将罐吸拔在被灸的穴位上），留罐10～15分钟，每日1次，症状改善后，改为隔日1次。若出血量多或持续时间较长。宜加灸隐白穴30分钟。

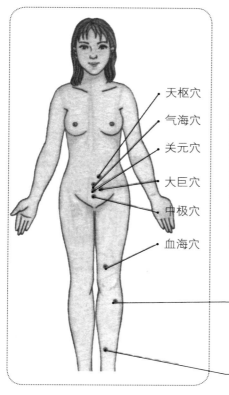

天枢穴
气海穴
关元穴
大巨穴
中极穴
血海穴

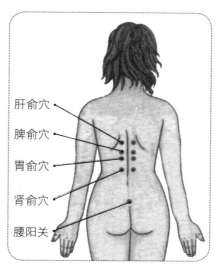

肝俞穴
脾俞穴
胃俞穴
肾俞穴
腰阳关

①足三里

在小腿前外侧，当犊鼻下3寸，距胫骨前缘一横指（中指）。

②三阴交

在小腿内侧，当足内踝尖上3寸，胫骨内侧缘后方。

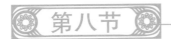

第八节 拔罐治疗带下病

带下病是女性生殖系统疾病中的一种常见病症。产生带下病的原因有很多，如生殖系统炎症、肿瘤、子宫后屈、肺结核、糖尿病、贫血、精神刺激和阴道异物等都可引起带下病。

◎症状

白带是指妇女阴道分泌的一种白色液体，有生理性白带和病理性白带之分。月经前期或妊娠期，因生殖器充血所致的分泌物增加者，属于生理性白带；如果量多，持续不断，或颜色、性质、气味等见异常变化，并伴有面色萎黄、精神疲倦、乏力、腰酸腹冷、小腹坠胀、阴部瘙痒、小便短黄等症状，属于病理性白带，即为带下病。中医学认为，带下病多是因为脾虚，运化失常，肾气不足，任、带两脉固约无力及湿毒下注所致。治疗时尤以调脾最为重要，古代有五色带之名，临床上多以白带、黄带、赤白带为多见。

选定穴位

脾俞、命门、肾俞、八髎、白环俞、腰俞、次髎、带脉、气海、地机、三阴交。

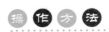

◆（1）火罐法：用闪火法将罐吸附于带脉、脾俞、肾俞、白环俞、八髎、气海、三阴交；或用抽气罐吱吸附于上述穴位。

◆（2）针罐法：取带脉、白环俞、次髎、气海、地机、三阴交，消毒后，用毫针针刺，起针后用闪火法拔罐。

　　◆（3）走罐法：沿督脉的命门至腰俞、足太阳膀胱经的肾俞至次髎来回走罐，至皮肤出现红色瘀血，然后留罐于脾俞、肾俞、次髎。

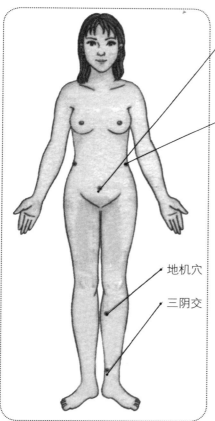

气海穴

在下腹部，前正中线上，当脐中下1.5寸。

带脉穴

在侧腹部，章门下1.8寸，当第12肋骨游离端下方垂线与脐水平线的交点上。

地机穴

三阴交

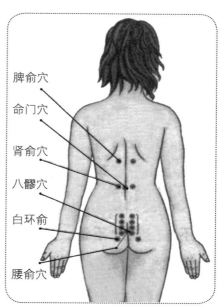

脾俞穴

命门穴

肾俞穴

八髎穴

白环俞

腰俞穴

第九节
拔罐治疗盆腔炎

盆腔炎是指妇女盆腔内生殖器官的炎症，包括子宫肌炎、子宫内膜炎、输卵管炎、卵巢炎、盆腔结缔组织炎和盆腔腹膜炎。一般分为急慢性两种。

◎症状

（1）急性盆腔炎：症状可因炎症的轻重及范围大小而有所不同。常见的症状有高烧、寒战、头痛、食欲不振和下腹部疼痛。有腹膜炎时可出现恶心、呕吐、腹胀、腹泻的症状。炎症刺激泌尿道可出现排尿困难、尿频、尿痛的症状，如刺激直肠可出现腹泻和排便困难症状。体检时可发现下腹部肌肉紧张、有压痛，阴道内有大量脓性分泌物、子宫颈充血，子宫两侧可摸到肿块并有压痛。

（2）慢性盆腔炎：全身症状不明显。有时可有低烧、易感疲乏、精神不振、周身不适、失眠等。当患者抵抗力下降时，可急性发作。由于慢性炎症形成的疤痕、粘连及盆腔充血，可引起下腹部坠胀、疼痛及腰骶部酸痛。常在劳累、性交后、排便时及月经期前后加重。由于盆腔瘀血，患者出现月经和白带增多；卵巢功能受损时可有月经失调；输卵管阻塞可造成不孕。检查子宫的位置后倾，活动受限或粘连固定。在子宫一侧或两侧可摸到条索状增粗的输卵管并有轻度压痛。

选 定 穴 位

● 肾俞、腰眼、腰阳关、八髎（即上、次、中、下髎之合称）、关元、曲骨、气海、归来、三阴交、足三里为主穴。月经多者，加血海穴；痛经者，加地机穴；白带多者，加阴陵泉穴；发热恶寒、低热者，加大椎、曲池穴。

操作方法

取上穴，采用单纯罐法或温水罐法、敷姜罐法，通常在腰骶部穴上置8～10个罐。若发热者，在大椎或曲池穴上施行刺络罐法，起罐后再于腹部及下肢穴位上置罐6～8个，均留罐10～30分钟，每日或隔日1次，10次为一疗程。亦可每次选2～4个穴位，先施行闪罐法，然后再在其他穴位上施行单纯罐法，留罐10～15分钟，每周1～2次。挑完以上所有穴位为一疗程，2个疗程间隔10天。

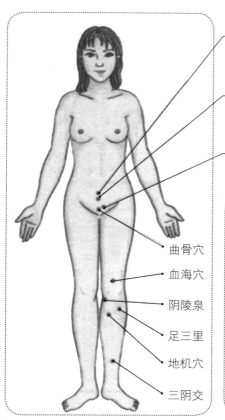

①气海穴

在下腹部，前正中线上，当脐中下1.5寸。

②关元穴

在下腹部，前正中线上，当脐中下3寸。

③归来穴

在下腹部，当脐中下4寸，距前正中线2寸。

曲骨穴
血海穴
阴陵泉
足三里
地机穴
三阴交

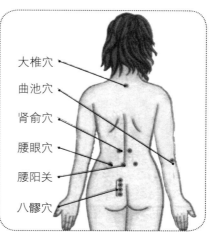

大椎穴
曲池穴
肾俞穴
腰眼穴
腰阳关
八髎穴

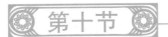

第十节
拔罐治疗子宫脱垂

子宫脱垂系子宫从正常位置沿阴道下降，至子宫颈外口达坐骨棘水平以下，甚至全部脱出阴道外口。多因分娩造成宫颈、宫颈主韧带及子宫骶韧带损伤，或因分娩后支持组织未能恢复正常，导致子宫沿阴道向下移位。

◎症状

子宫脱垂主要表现为下腹、阴道、会阴部有下坠感，伴有腰背酸痛，劳动后更加明显，自觉有块状物自阴道脱出，行走或体力劳动时更加明显。严重时不能自行还纳。子宫下垂还可导致尿失禁。本病归属于中医学的"阴挺"、"阴脱"等病症范畴。多因体弱消瘦、中气虚陷、孕育过多、房劳伤肾所致。

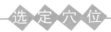

选定穴位

天枢、肺俞、心俞、灵台、肝俞、脾俞、胃俞穴和第十二胸椎至骶尾段脊柱中线及两旁的膀胱经内侧循行线。

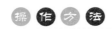

操作方法

取上穴，采用单纯罐法。十二胸椎以下督脉及两侧膀胱经采用密排罐法，其中骶区的上、次、中、下髎先行三棱针点刺，再将罐吸拔在穴位上，留罐20分钟，2～3日1次，12次为一疗程。

①肺俞穴

在背部，当第3胸椎棘突下，旁开1.5寸。

②心俞穴

在背部，当第5胸椎棘突下，旁开1.5寸。

③灵台穴

在背部，当后正中线上，第6胸椎棘突下凹陷中。

肝俞穴

脾俞穴

胃俞穴

八髎穴

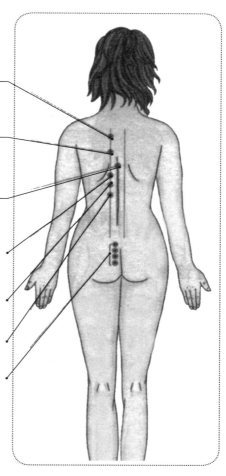

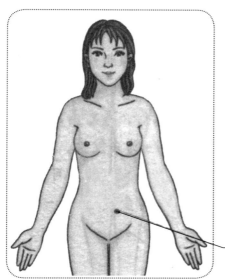

④天枢穴

在腹中部，平脐中，距脐中2寸。

第十一节
拔罐治疗乳腺增生

乳腺增生是女性最常见的乳房疾病，其发病率占乳腺疾病的首位。近些年来该病发病率呈逐年上升的趋势，年龄也越来越低龄化。

◎症状

乳腺增生是指乳腺上皮和纤维组织增生，乳腺组织导管和乳小叶在结构上的退行性病变及进行性结缔组织的生长，其发病原因主要是由于内分泌激素失调。临床表现为乳房胀痛，具有周期性，常发生或加重于月经前期或月经期。乳房肿块，常为多发性，扁平性，或呈串珠状结节，大小不一，质韧不硬，周界不清，推之可动，经前增大，经后缩小，病程长，发展缓慢，此病多发于30～40岁妇女。

选定穴位

肩井、天宗、肝俞、库房、膺窗、膻中、乳根、期门、外关、阳陵泉、丰隆。

操作方法

◆（1）火罐法：用闪火法将罐吸附于肝俞、膻中、天宗、肩井、外关；或用抽气罐法。

◆（2）针罐法：取肝俞、期门、乳根、膺窗、阳陵泉、丰隆，消毒后用毫针针刺，并用艾条灸15分钟后起针，然后每穴闪罐5～10下。

◆ （3）刺络拔罐法：取膻中、乳根、膺窗，三棱针点刺3～5下，用闪火法拔罐于针刺部位。

◆ （4）药罐法：取患侧乳房相对应的背部压痛点，以及天宗、库房、膺窗、膻中、乳根，涂姜汁后拔罐。

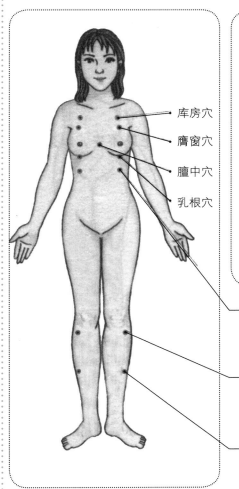

库房穴
膺窗穴
膻中穴
乳根穴

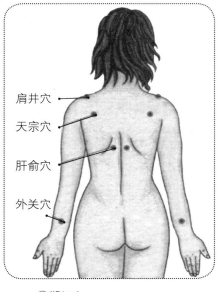

肩井穴
天宗穴
肝俞穴
外关穴

①期门穴

乳头直下，第6肋间隙，前正中线旁开4寸。

②阳陵泉

在小腿外侧，当腓骨小头前下方凹陷处。

③丰隆穴

在小腿前外侧，当外踝尖上8寸，条口外，距胫骨前缘二横指（中指）。

第十二节
拔罐治疗外阴瘙痒

外阴瘙痒是外阴各种不同病变所引起的一种症状，但也可发生于外阴完全正常者，当瘙痒加重时，患者多坐卧不安，以致影响生活和工作。

○症状

本病主要症状表现为外阴及阴道瘙痒不适，有的可波及整个外阴，有的可局限于某部或单侧外阴，有时可累及肛周，常呈阵发性发作，也可为持续性，一般夜间加剧，痒痛难忍，坐卧不安，有的伴有白带，带黄、质稠、有味。久治不愈者可转变为苔藓样硬化。

外阴瘙痒的发生是由多种因素造成的，可分为全身性和局部性原因。前者多由于糖尿病、黄疸、白血病、精神因素、过度疲劳、条件反射等原因所致。后者常因滴虫性或真菌性阴道炎、老年妇女外阴干燥、尿失禁、肛裂、肛瘘使外阴皮肤受尿粪浸渍；阴道内使用避孕药等药物；穿化学纤维内裤，使用橡皮、塑料月经带，经期不注意清洁卫生，过多使用强碱性肥皂，蛲虫病，湿疹等因素直接或间接刺激外阴皮肤所致。本病属于中医"阴痒"范畴，治疗以外治为主。

选定穴位
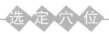

中极、足三里、阴廉、三阴交、太冲。

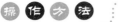

取上穴，以单纯火罐法吸拔穴位，留罐10～15分钟，每隔1～2日进行1次。

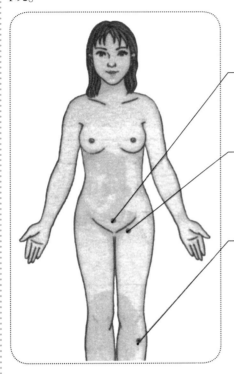

①中极穴

在下腹部，前正中线上，当脐中下4寸。

②阴廉穴

在大腿内侧，当气冲直下2寸，大腿根部，耻骨结节的下方，长收肌的外缘。

③足三里穴

在小腿前外侧，当犊鼻下3寸，距胫骨前缘一横指（中指）。

④三阴交穴

在小腿内侧，当足内踝尖上3寸，胫骨内侧缘后方。

⑤太冲穴

在足背侧，当第1跖骨间隙的后方凹陷处。

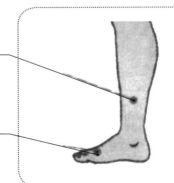

第十三节
拔罐治疗更年期综合证

更年期是妇女生殖功能由旺盛时期过渡到完全停止的一个过渡时期。在此过渡时期中，女性所出现的一系列因激素减少及机体衰老所引起的以自主神经系统功能紊乱为主的身体不适，如烘热、出汗、心慌及失眠，统称为更年期综合征。

◎症状

更年期综合征主要因卵巢功能衰退，卵泡发育不全，丧失排卵功能，雌激素分泌减少，而致月经紊乱直至绝经。更年期综合征主要有以下症状。

（1）生理症状：早期症状有闭经、月经不规则、萎缩性阴道炎、潮热伴出汗、血压增高；晚期有外阴阴道萎缩、干燥、性交痛、外阴瘙痒、尿急、尿失禁、子宫盆底松弛、子宫及阴道脱垂及皮肤、毛发黏膜干燥且失去弹性；心血管出现心绞痛、冠心病；易发生骨折、腰痛、乳房松弛、下垂。

（2）精神、神经症状：易疲劳、头痛、头晕、易激动、忧虑、抑郁、失眠、思想不集中或淡漠、紧张或不安，情绪激动。

（3）新陈代谢性障碍：肥胖，体重增加，脂肪堆积部位多在腹部、臀、乳房、颈下及上肢等处；部分患者有关节痛，骨质疏松，以累及脊椎为主，故常有腰背痛。

选定穴位

● 新设穴、胸至骶段脊柱两旁全程膀胱经内侧循行线。

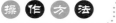

取上穴和部位施以单纯疏排罐法，或经皮肤针轻叩潮红后，再施行疏排罐法，将罐吸拔于穴位上，留罐15～20分钟。对头面烘热、心烦、失眠严重、多汗者，加涌泉、劳宫穴，施行单纯罐法；头痛、头晕甚者，加太阳穴，施行单纯罐法。

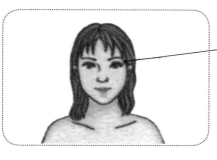

①太阳穴

在颞部，当眉梢与目外眦之间，向后约一横指的凹陷处。

②新设穴

在项部，当第3、4颈椎之间，旁开1.5寸。

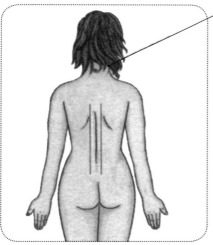

③劳宫穴

在手掌心，当第2、3掌骨之间偏于第3掌骨，握拳屈指的中指尖处。

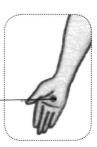

④涌泉穴

在足底部，卷足时足前部凹陷处，约当第2、3趾趾缝纹头端与足跟连线的前1/3与后2/3交点上。

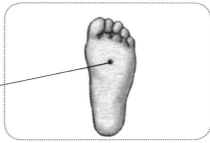

第七章

拔罐调治男科病

健康是构成男性魅力最重要的条件，然而，有些疾病似乎特别嫉妒男人，比如遗精、早泄、阳痿、前列腺炎、前列腺增生等，男人一旦沾上这些疾病，其魅力就会大减，甚至羞于启齿，尤其是在爱人面前很没面子。利用拔罐打通男人的经络，把男科疾病消灭于无形中，将是男人健康+魅力的最佳选择。

第一节

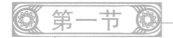

拔罐治疗遗精

遗精是指不因性交而精液自行外泄的一种男性性功能障碍性疾病，如果有梦而遗精者称为"梦遗"；无梦而遗精者，甚至清醒的时候精液自行流出称为"滑精"。但是如果发育成熟的男子，每月偶有1~2次遗精，且次日无任何不适者，属生理现象，不是病态。若遗精次数过频，每周2次以上或一夜数次，且有头昏眼花、腰腿酸软、两耳鸣响等症状者，则应及时治疗。

◎症状

（1）阴虚火旺型：多为有梦遗精，阳事易举，或易早泄。伴两颧潮红，头昏心慌，心烦少寐，神疲乏力。舌质偏红，苔少，脉细数。宜食滋阴降火之清淡饮食。

（2）肾精不固型：多见滑精不禁，精液清冷，精神委靡，腰腿酸冷，面色苍白，头晕耳鸣；或见囊缩湿冷，舌淡，苔白滑，脉沉溺无力。宜食温肾固涩饮食。

（3）湿热下注型：遗精频作，茎中涩痛，小便热赤，口苦或渴，舌苔黄腻，脉滑数。宜食清热利湿饮食。

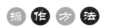
选 定 穴 位

● 肾俞、八髎、关元、大赫、内关、神门、足三里、三阴交、太溪。

操 作 方 法

取上穴，以单纯火罐法吸拔穴位，留罐10分钟，每日1次。

①肾俞穴

在腰部，当第2腰椎棘突下，旁开1.5寸。

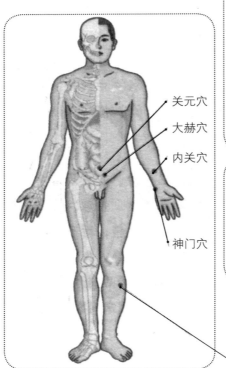

关元穴
大赫穴
内关穴
神门穴

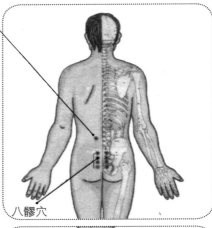

八髎穴

三阴交
太溪穴

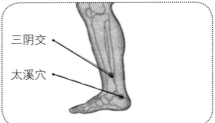

②足三里

在小腿前外侧，当犊鼻下3寸，距胫骨前缘一横指（中指）。

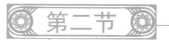

第二节
拔罐治疗早泄

早泄是指在性交时阴茎尚未插入阴道或刚接触阴道即行射精，不能进行正常性交活动的性功能障碍性疾病。性交中射精时间的迟早，个体差异较大，一般阴茎插入阴道后2～6分钟即可射精。

◎症状

早泄轻者当阴茎插入阴道内半分钟到2分钟，双方均没有达到性满足时即射出精液；重者则表现为男女身体刚刚接触，阴茎还没插入阴道，或刚进入或进入阴道仅抽送数次即射精，而不能进行正常性生活，并伴有头晕耳鸣、腰膝酸软、精神委靡、失眠多梦，或口苦胁痛、烦闷纳呆等症状。若因新婚激动、疲劳、酒后偶尔发生早泄，不属病态。不能以女方是否在性交中达到性欲高潮来判断是否早泄。

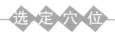

●命门、肾俞、关元、中极、足三里、三阴交、太溪。

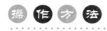

取上穴、以单纯火罐法吸拔穴位，留罐10～15分钟。每日或隔日1次。

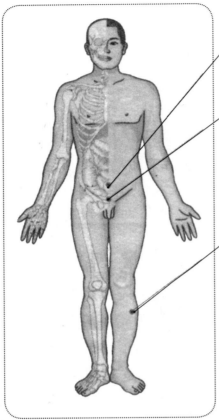

①关元穴

在下腹部，前正中线上，当脐中下3寸。

②中极穴

在下腹部，前正中线上，当脐中下4寸。

足三里

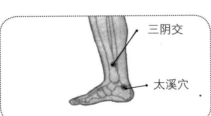

三阴交

太溪穴

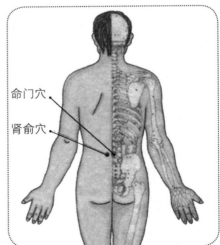

命门穴

肾俞穴

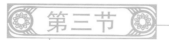

第三节
拔罐治疗阳痿

阳痿是指在有性欲要求时，阴茎不能勃起或勃起不坚，或者虽然有勃起且有一定程度的硬度，但不能保持性交的足够时间，因而妨碍性交或不能完成性交的一种病症。

◎症状

阳痿患者常伴有精神不振，头晕目眩，面色苍白，腰酸腿软，畏寒肢凉，阴囊多汗，小便黄赤等症状。引起阳痿的原因很多，一是精神方面的因素，如夫妻间感情冷漠，或因某些原因产生紧张心情，可导致阳痿。如果性交次数过多，使勃起中枢经常处于紧张状态，久而久之，也可出现阳痿。二是生理方面的原因，如阴茎勃起中枢发生异常。一些重要器官如肝、肾、心、肺患严重疾病时，尤其是长期患病，也可能会影响到性生理的精神控制。

选定穴位

●心俞、肝俞、脾俞、肾俞、次髎、关元、大赫、曲泉、三阴交、复溜。

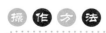 操 作 方 法

取上穴，以单纯火罐法吸拔穴位，留罐10～15分钟。每日1次，10次为一疗程。

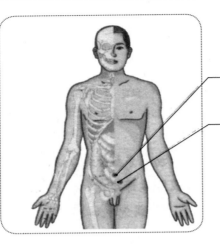

①关元穴

在下腹部，前正中线上，当脐中下3寸。

②大赫穴

在下腹部，当脐中下4寸，前正中线旁开0.5寸。

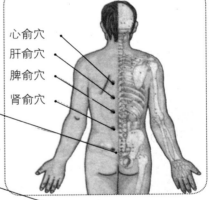

心俞穴
肝俞穴
脾俞穴
肾俞穴

③次髎

在骶部，当髂后上棘内下方，适对第2骶后孔处。

④曲泉穴

在膝内侧，屈膝，当膝关节内侧端，股骨内侧髁的后缘，半腱肌、半膜肌止端的前缘凹陷处。

⑤三阴交

在小腿内侧，当足内踝尖上3寸，胫骨内侧缘后方。

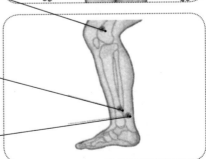

⑥复溜穴

在小腿内侧，太溪直上2寸，跟腱的前方。

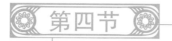

第四节
拔罐治疗前列腺炎

前列腺炎是青壮年男性容易罹患的一种泌尿系统疾病。患者尿道口常有白色黏液溢出，下腹部、会阴部或阴囊部疼痛，中医学认为本病与肾阴不足、相火旺盛，肾亏于下、封藏失职，肾阴亏耗、阴损及阳，饮酒过度、损伤脾胃有关。

◎症状

前列腺炎可分为急性前列腺炎和慢性前列腺炎。急性前列腺炎可有脓尿，终末血尿及尿频、尿急、尿热、尿痛或恶痛发热等症状。慢性前列腺可继发于急性前列腺炎或慢性尿道炎。过度饮酒，房事过度，前列腺肥大，会阴部损伤等往往成为诱发因素。慢性前列腺炎症状不典型，脓尿较少，但可伴有阳痿、早泄、遗精及血精症状。

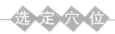

●肾俞、膀胱俞、关元、中极、阴陵泉、三阴交、太溪、太冲。

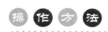

取上穴，以单纯火罐法吸拔穴位，留罐10～15分钟，每日或隔日1次。

①肾俞穴

在腰部，当第2腰椎棘突下，旁开1.5寸。

②膀胱俞

在骶部，当骶正中脊旁1.5寸，平第2骶后孔。

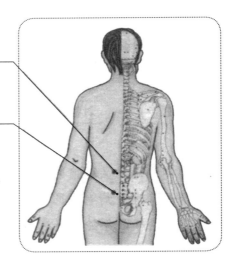

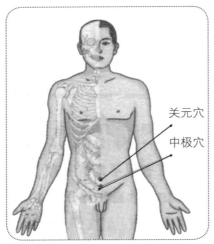

关元穴

中极穴

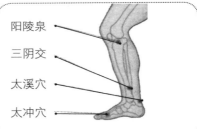

阳陵泉

三阴交

太溪穴

太冲穴

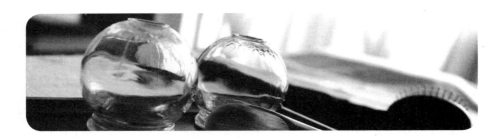

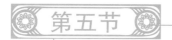

拔罐治疗前列腺增生

前列腺增生又称前列腺肥大，是老年人常见的疾病之一。40岁以上男子病理上均有不同程度的前列腺增生，50岁以后才逐渐出现症状，发病率随年龄而逐渐增加。

◎症状

前列腺增生的发病机制目前尚不明了，一般认为慢性炎症、性生活过度、盆腔充血是重要的致病因素。临床表现早期有尿频、尿急、排尿困难，起初排尿踌躇，开始时间延迟，以后出现排尿迟缓，射程不远，尿线变细无力，或尿流中断，尿末淋沥，尿意不尽感。晚期可有尿失禁、血尿。前列腺增生中有40%～60%的病例可出现急性尿潴留。

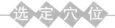

● 肾俞、膀胱俞、气海、中极、足三里、血海、阴陵泉、三阴交、太溪。

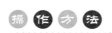

取上穴，以单纯火罐法吸拔穴位，留罐10～15分钟，每日或隔日1次。

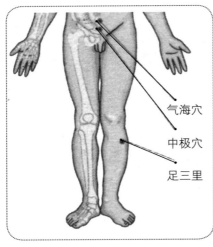

气海穴

中极穴

足三里

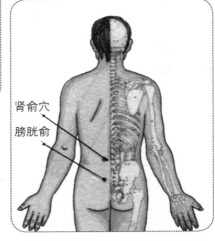

肾俞穴

膀胱俞

①阴陵泉

在小腿内侧，当胫骨内侧踝后下方凹陷处。

②三阴交

在小腿内侧，当足内踝尖上3寸，胫骨内侧缘后方。

③太溪穴

在小腿内侧，当足内踝尖上3寸，胫骨内侧缘后方。

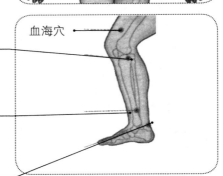

血海穴

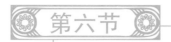

第六节

拔罐治疗尿潴留

尿潴留是指膀胱内积有大量尿液而不能排出的疾病。导致尿潴留的常见原因有以下两点：由于各种器质性病变造成尿道或膀胱出口的机械性梗阻；由于排尿动力障碍所致的动力性梗阻，常见原因为中枢和周围神经系统病变。

◎症状

急性者表现为有明显尿意而不能排出引起疼痛，使患者焦虑不适。慢性者表现为尿频、尿不尽感，下腹胀满不适，可出现充溢性尿失禁。

选定穴位

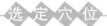

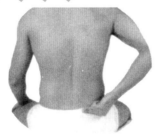

膀胱俞

在骶部，当骶正中嵴旁1.5寸，平第二骶后孔。

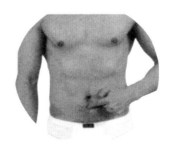

气海

在下腹部，前正中线上，当脐中下1.5寸。

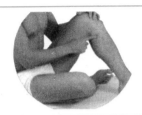

阴陵泉

在小腿内侧，当胫骨内侧髁后下方凹陷处。

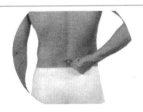

十七椎

在腰部，当后正中线上，第五腰椎棘突下。

 操作方法

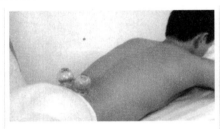

◆ 1.点燃棉球后，伸入罐内旋转一圈马上抽出，将火罐扣在膀胱俞穴上，留罐10分钟，以被拔罐部位充血，并有少量瘀血被拔出为度。

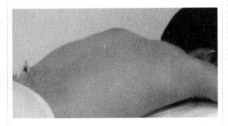

◆ 2.用拔罐器将气罐吸附在十七椎穴上，留罐10分钟，以被拔罐部位充血，并有少量瘀血被拔出为度。

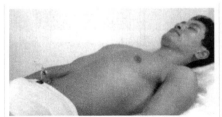

◆ 3.用拔罐器将气罐吸附在气海穴上，留罐10分钟，以局部皮肤有酸胀痛感为佳。

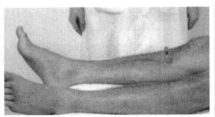

◆ 4.用同样的方法将气罐吸附在阴陵泉穴上，留罐10分钟，以局部皮肤泛红、充血为度。

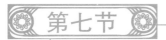

第七节
拔罐治疗性冷淡

性冷淡是指由于疾病、精神、年龄等因素导致的性欲缺乏，即对性生活缺乏兴趣的一种现象。

○病因

性冷淡，通俗地讲就是对性生活无兴趣，性欲缺乏或减退。导致性冷淡的原因分为精神因素，包括工作压力大，脑力劳动过度，禁欲等；器质性因素，包括多数慢性疾病等；药物因素，如服用抗组织胺药、大麻、利血平等降低性欲的药物。

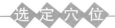

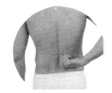

命门

在腰部，当后正中线上，第二腰椎棘突下凹陷中。

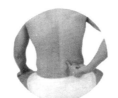

肾俞

在腰部，当第二腰椎棘突下，旁开1.5寸。

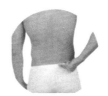

次髎

当髂后上棘内下方，适对第二骶骨后孔处。

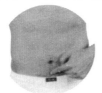

气海

在下腹部，前正中线上，当脐中下1.5寸。

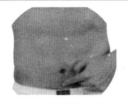

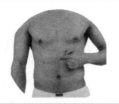

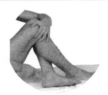

关元	中脘	太溪
在下腹部，前正中线上，当脐中下3寸。	在上腹部，前正中线上，当脐中上4寸。	在足内侧，内踝后方，当内踝尖与跟腱之间的凹陷处。

操作方法

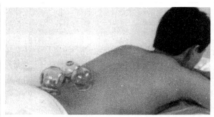

◆ 1.点燃棉球后，伸入罐内旋转一圈马上抽出，将火罐扣在命门穴、肾俞穴、次髎穴上，留罐15分钟，以局部皮肤泛红、充血为度。

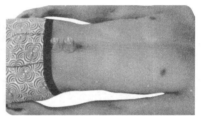

◆ 2.用同样的操作方法将火罐扣于气海穴和关元穴上，留罐15分钟，以局部皮肤泛红、充血为度。

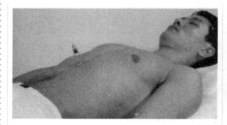

◆ 3.用拔罐器将气罐吸附在中脘穴上，留罐10分钟，以被拔罐部位充血，并有少量瘀血被拔出为度。

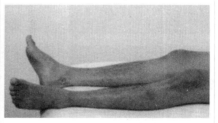

◆ 4.用拔罐器将气罐吸附在太溪穴上，留罐10分钟，以局部皮肤有抽紧感为度。

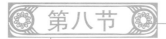

第八节 拔罐治疗男性不育症

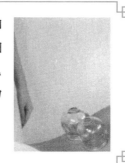

生育的基本条件是男性要具有正常的性功能和能与卵子结合的正常精子。不育症指正常育龄夫妇婚后有正常性生活，长期不避孕，却未生育。在已婚夫妇中发生不育者有15%，其中单纯女性因素为50%，单纯男性因素为30%左右。

◎病因

男性不育症多由于男性内分泌疾病、生殖道感染、男性性功能障碍等引起。

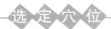

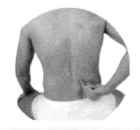

肾俞
在腰部，当第二腰椎棘突下，旁开1.5寸。

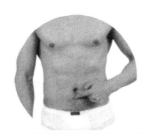

气海
在下腹部，前正中线上，当脐中下1.5寸。

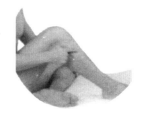

足三里
当犊鼻下3寸，距胫骨前缘一横指（中指）。

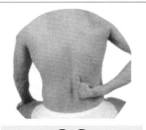

脾俞

在背部，当第十一胸椎棘突下，旁开1.5寸。

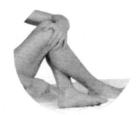

太溪

在内踝后方，当内踝尖与跟腱之间的凹陷处。

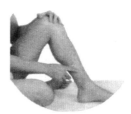

三阴交

在小腿内侧，当足内踝尖上3寸，胫骨内侧缘后方。

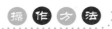

操作方法

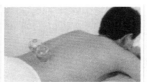

◆ 1.点燃棉球后，伸入罐内旋转一圈马上抽出，将火罐扣在肾俞穴上，留罐15分钟，以局部皮肤泛红、充血为度。

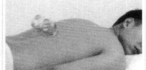

◆ 2.点燃棉球后，伸入罐内旋转一圈马上抽出，将火罐扣在脾俞穴上，留罐15分钟，以局部皮肤泛红、充血为度。

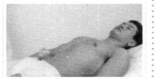

◆ 3.用同样的方法将火罐扣在气海穴上，留罐15分钟，以局部皮肤泛红、充血为度。

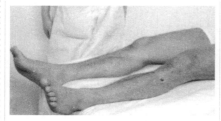

◆ 4.用拔罐器将气罐吸附在足三里穴上，留罐15分钟，以局部皮肤泛红、充血为度。

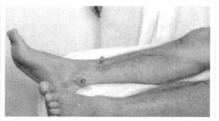

◆ 5.用拔罐器将气罐吸附在三阴交穴和太溪穴上，留罐15分钟，以局部皮肤有抽紧感为度。

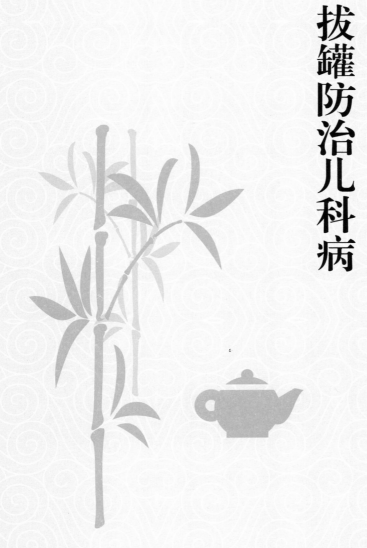

第八章

拔罐防治儿科病

孩子是祖国的希望，家庭的太阳。孩子一旦生病，会搞得全家手忙脚乱，尤其是还没到说话年龄的孩子，生病了更让家长着急。利用拔罐为孩子治病，既没有毒副作用，还操作方便、经济适用。依据孩子的病况，找到相关的穴位，为孩子做一下拔罐，相信你手把手传递的不仅是健康，还有一份浓浓的关爱。

小儿高热

小儿高热是指小儿体温超过38.5℃。发热是多种疾病的常见症状，小儿正常体温常以肛温36.5℃～37.5℃，腋温36℃～37℃衡量。通常情况下，腋温比口温（舌下）低0.2℃～0.5℃，肛温比腋温约高0.5℃左右。若腋温超过37.4℃，且一日间体温波动超过1℃以上，可认为发热。

◎症状

引起小儿高热的原因很多，而且比较复杂，但以感受外邪所致者为多。由于照料不周，冷热调节不当，小儿着凉感受风寒，四季均可发病。主要表现为怕冷、发热、周身不适、食欲不振、咳嗽、鼻塞流涕、打喷嚏、呼吸困难。严重者体温达40℃以上，患儿烦躁不安或嗜睡、鼻咽部红肿，或扁桃体和颈淋巴结肿大，可伴呕吐或腹泻等胃肠道症状，甚至引起抽搐。

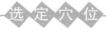

选定穴位

● 大椎、大杼、风门、肺俞、胃俞、曲池、外关、尺泽。

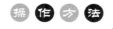

◆ （1）火罐法：用投火或闪火法将罐吸附于大椎、肺俞、外关、曲池或用抽气罐法。

◆ （2）针罐法：先行针刺大椎、风门、肺俞、尺泽、待得气后留针，再用火罐或抽气罐法。

◆ （3）刺络拔罐法：先对大椎、肺俞、曲池消毒后用三棱针在各穴点刺2～3下，再用闪火法拔罐。

◆ （4）走罐法：沿背部足太阳膀胱的大杼至胃俞来回走罐，以皮肤潮红为度。

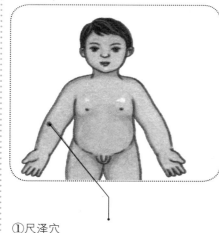

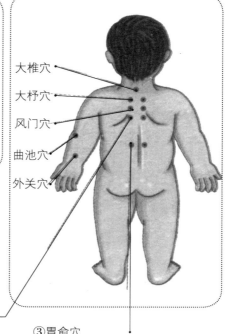

大椎穴
大杼穴
风门穴
曲池穴
外关穴

①尺泽穴

在肘横纹中，肱二头肌腱桡侧凹陷处。

②肺俞

在背部，当第3胸椎棘突下，旁开1.5寸。

③胃俞穴

在背部，当第12胸椎棘突下，旁开1.5寸。

百日咳

百日咳在中医学上又称"顿咳"，是一种常见的儿科传染病，因为合并症凶险，故颇受重视。中医认为本病的发生主要是由于素体不足，内隐伏痰，风邪从口鼻而入侵袭于肺。

◎症状

百日咳潜伏期一般为7～10日。发病初症状似感冒，咳嗽、打喷嚏、流鼻涕、轻微发烧， 3～4日后上述症状逐渐减轻，唯有咳嗽逐渐加重，尤以夜间剧烈，进入痉咳期。痉咳期可长达2个月。

选定穴位

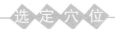

●大椎、大杼、风门、肺俞、脾俞、胃俞、气海、关元、足三里、丰隆。

操作方法

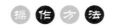

◆ （1）火罐法：用闪火法将罐吸附于大椎、肺俞、脾俞、关元、足三里；或用抽气罐法。

◆ （2）针罐法：先行针刺风门、脾俞、肺俞、气海、足三里、丰隆，待得气后留针，再用火罐或抽气罐法将罐吸附于穴位。

◆ （3）刺络拔罐法：先对大椎、脾俞、肺俞、足三里进行消毒，之后用三棱针在各穴点刺2～3下，再用闪火法将罐吸拔于点刺部位。

◆ （4）走罐法：沿背部足太阳膀胱经的大杼至胃俞自上而下走罐，以皮肤潮红为度。

---

①大椎穴

在后正中线上，第7颈椎棘突下凹陷中。

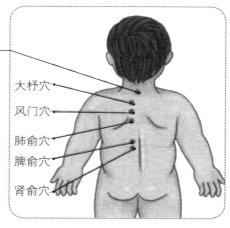

大杼穴
风门穴
肺俞穴
脾俞穴
肾俞穴

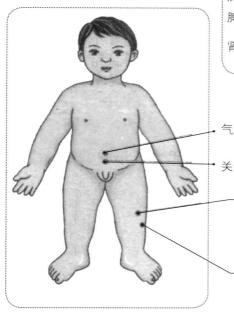

气海穴

关元穴

②足三里

在小腿前外侧，当犊鼻下3寸，距胫骨前缘一横指（中指）。

③丰隆穴

在小腿前外侧，当外踝尖上8寸，条口外，距胫骨前缘二横指（中指）。

小儿惊风

小儿惊风又称小儿惊厥，是由多种疾病引起的脑功能神经元异常放电的一种疾患。

◎症状

临床上有急惊风和慢惊风之分。本病由多种原因引起，常见于小儿高热、流行性脑脊髓膜炎、流行性脑炎、脑发育不全等病。多发生于1～5岁小儿，四季均可发病。症状以突然意识丧失，眼球上翻，凝视或斜视，牙关紧闭，四肢强直痉挛，角弓反张，大小便失禁为主症。急惊风来势急暴，发作前可有呕吐、发热、烦躁、易惊等先兆；慢惊风除主症外，患儿还可发生手足抽搐无力、形神疲惫、嗜睡、面色苍白、四肢冷、呼吸弱等表现。

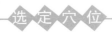

●印堂、太阳、水沟、十宣、合谷、涌泉。

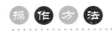

先对印堂、水沟、太阳、合谷、涌泉、十宣进行消毒，之后迅速用三棱针在各穴点刺2～3下，并挤出少量血，再用闪火法将罐吸拔于太阳、印堂、合谷穴，留罐5～10分钟，每日1～2次。

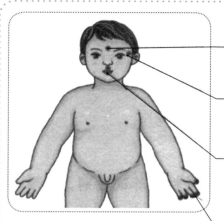

①印堂穴

位于人体前额部，当两眉头间连线与前正中线之交点处。

②太阳穴

在颞部，当眉梢与目外眦之间，向后约一横指的凹陷处。

③水沟穴

在面部，当人中沟的上1/3与中1/3交点处。

④十宣穴

位于手十指尖端，距爪甲游离缘约0.1寸，左右两手共十个穴位。

⑤合谷穴

在手背，第1、2掌骨间，当第2掌骨桡侧的中点处。简便取穴：以一手的拇指指骨关节横纹，放在另一手拇、食指之间的指蹼缘上，当拇指尖下是穴。

⑥涌泉穴

在足底部，卷足时足前部凹陷处，约当第2、3趾趾缝纹头端与足跟连线的前1/3与后2/3交点上。

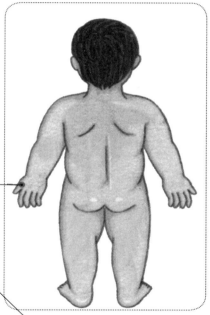

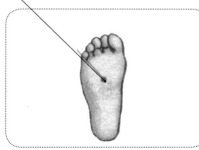

小儿疳积

　　小儿疳积即小儿营养不良症，是一种慢性营养缺乏病，又称蛋白质、热量不足性营养不良症。主要是由于喂养不当或某些疾病（如婴幼儿腹泻、先天幽门狭窄、腭裂、急慢性传染病、寄生虫病等）所引起。多发于3岁以下婴幼儿。

◎症状

　　小儿疳积初期有不思饮食、恶心呕吐、腹胀或腹泻，继而可见烦躁哭闹、睡眠不实、喜欢俯卧、手足心热、口渴喜饮、午后颜面两颧发红、大便时干时溏、小便如淘米水样，日久则面色苍黄、机体消瘦、头发稀少结如穗状、头大颈细、腹大肚脐突出、精神委靡不振等。

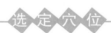

●上脘、四缝、鱼际穴以及背部膀胱经循行路线。

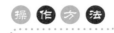

　　先取上脘穴施以单纯罐法，将罐吸拔于穴位上，留罐5～10分钟，然后用三棱针点刺四缝、鱼际穴至微出血，再用梅花针重刺背部脊柱两侧膀胱经所循行路线；亦可在背部脊柱两侧施以走罐，以皮肤潮红为度。以上方法，隔日1次。

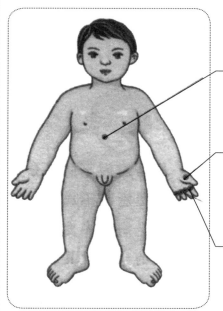

①上脘穴

在上腹部，前正中线上，当脐中上5寸。

②鱼际穴

在手拇指本节（第1掌指关节）后凹陷处，约当第1掌骨中点桡侧，赤白肉际处。

③四缝穴

位于两手2～5指的掌面，指间关节横纹之中点处，每侧四穴。

足太阳膀胱经

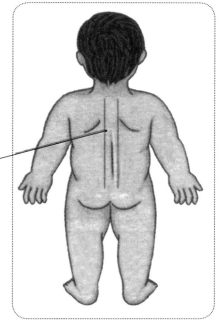

婴幼儿腹泻

　　婴幼儿腹泻是一种胃肠功能紊乱综合征。根据病因不同可分为感染性和非感染性两大类。2岁以下婴儿，消化功能尚不成熟，抵抗疾病的能力差，尤其容易发生腹泻。夏秋季节是病菌多发期，多种细菌、病毒、真菌或原虫可随食物或通过污染的手、玩具、用品等进入消化道，很容易引起肠道感染性腹泻。

◎症状

　　此病通常表现为每日排便5～10次不等，大便稀薄，呈黄色或黄绿色稀水样，似蛋花汤，或夹杂未消化食物，或含少量黏液，有酸臭味，偶有呕吐或溢乳、食欲减退。患儿体温正常或偶有低热。重者血压下降，心音低钝，可发生休克或昏迷。非感染性及病因不明引起的腹泻，称为消化不良。本症是婴幼儿时期发病较高的疾病之一，也是婴幼儿死亡的原因之一。

选定穴位

● ①水分、天枢、气海、关元、大肠俞、气海俞、关元俞穴。
● ②神阙穴。

操作方法

　　取①组穴，施以单纯罐法或温水罐法（加姜汁、蒜汁），将罐吸拔在穴位上，留罐2～5分钟；或每穴闪罐10次左右，每日1次，上穴交替使用。或取神阙穴，采用温水罐法或涂姜汁罐法，留罐2～5分钟，每日1次。

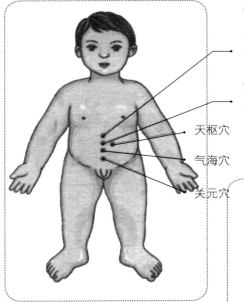

①水分穴

在上腹部，前正中线上，当脐中上1寸。

②神阙穴

在腹中部，脐中央。

天枢穴

气海穴

关元穴

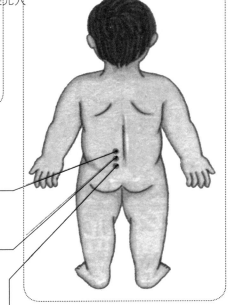

③气海俞

在腰部，当第3腰椎棘突下，旁开1.5寸。

④大肠俞

在腰部，当第4腰椎棘突下，旁开1.5寸。

⑤关元俞

在腰部，当第5腰椎棘突下，旁开1.5寸。

小儿厌食症

小儿厌食症是指小儿较长时期见食不贪、食欲不振、厌恶进食的病症。本病是目前儿科临床常见病之一，多见于1～6岁小儿，其发生无明显的季节差异，一般预后良好。少数长期不愈者可影响儿童的生长发育，也可成为其他疾病的发生基础。

◎症状

小儿厌食，原因各不相同。可能因为饭菜的口味问题，也可能是自身的情绪原因，还可能是季节气候问题。在儿科专家看来，小儿厌食症只是一种症状，并非独立的疾病。大多数小儿厌食症都是由于不良饮食习惯、不佳的进食环境及家长和孩子的心理因素造成的。小儿厌食症以厌恶进食为主要临床症状。其他症状也以消化功能紊乱为主，如嗳气恶心，迫食、多食后脘腹作胀，甚至呕吐、大便不调、面色欠华、形体偏瘦等。

选定穴位

肝俞、脾俞、胃俞、三焦俞、大肠俞、中脘、神阙、天枢、四缝、足三里。

操作方法

◆（1）火罐法：用闪火法将罐吸附于神阙、天枢、中脘、足三里；或用抽气罐法。

◆ （2）针罐法：先行针刺脾俞、胃俞、肝俞、足三里，留针后，再用火罐或抽气罐法。

◆ （3）刺络拔罐法：先对脾俞、胃俞、大肠俞、三焦俞、足三里进行消毒，之后用三棱针在各穴点刺2～3下，再用闪火法将罐吸拔于点刺部位，以溢出少量血为度；同时可点刺四缝穴，挤出少量黄白黏液。

①肝俞穴

在背部，当第9胸椎棘突下，旁开1.5寸。

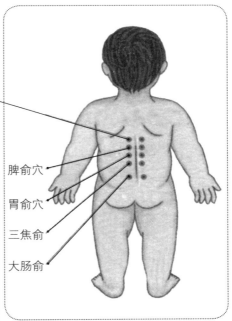

脾俞穴

胃俞穴

三焦俞

大肠俞

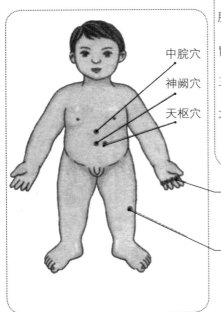

中脘穴

神阙穴

天枢穴

②四缝穴

位于两手2～5指的掌面，指间关节横纹之中点处，每侧四穴。

③足三里

在小腿前外侧，当犊鼻下3寸，距胫骨前缘一横指（中指）。

流行性腮腺炎

流行性腮腺炎俗称"痄腮"，是腮腺炎病毒引起的急性呼吸道传染病。早期患者和隐性患者均为传染源。主要通过空气飞沫传播，唾液及污染的衣物亦可传染。易感人群为4～15岁的儿童。全年均可发病，冬、春季为流行高峰。

◎症状

流行性腮腺炎多数无前驱症状，起病大多较急，发烧38～40℃，畏寒、头痛、咽痛、食欲减退、恶心、呕吐、全身疼痛，腮腺肿胀一般以耳垂为中心，可一侧先肿，也可两侧同时肿胀，腮腺胀痛及感觉过敏，张口咀嚼及吃酸性食物时更甚，局部皮肤紧绷发亮，表面灼热，但多不红。腮腺肿大多于48小时达高峰，持续4～5日逐渐消退而恢复正常。

腮腺炎病毒还能侵犯腺体和脑膜，能引起许多严重并发症。如腮腺肿胀1周，突然高烧、头痛、呕吐、嗜睡、昏迷、脖子发挺等，可能是并发了脑膜炎。如在腮腺肿胀后2～10日内出现高烧、寒战、睾丸肿胀4～5倍且质硬有剧烈按痛、阴囊水肿显著，为并发睾丸炎。

选定穴位

● ①大椎、肺俞、肝俞、身柱、心俞、脾俞穴。
● ②病灶压痛点、大椎、灵台穴。

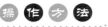

◆ （1）取①组穴，采用刺络罐法，先用三棱针点刺穴位，然后用闪火法将罐吸拔在点刺的穴位上，留罐5～10分钟，每次1组穴，每日或隔日1次。

◆ （2）取②组穴，先用适量仙人掌捣烂，薄敷于病灶压痛点上，并加以拔罐；对大椎、灵台穴采用刺络罐法，亦可取2～3个小抽气罐，灌入45～50℃温水约1/3瓶，吸拔于病灶处，留罐15分钟，每日1次。

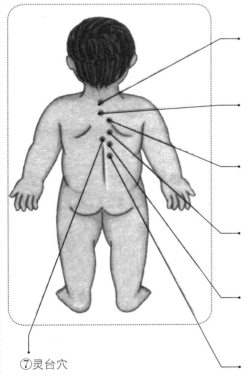

①大椎穴

在后正中线上，第7颈椎棘突下凹陷中。

②身柱穴

在背部，当后正中线上，第3胸椎棘突下凹陷中。

③肺俞穴

在背部，当第3胸椎棘突下，旁开1.5寸。

④心俞穴

在背部，当第5胸椎棘突下，旁开1.5寸。

⑤肝俞穴

在背部，当第9胸椎棘突下，旁开1.5寸。

⑦灵台穴

在背部，当后正中线上，第6胸椎棘突下凹陷中。

⑥脾俞穴

在背部，当第11胸椎棘突下，旁开1.5寸。

小儿遗尿病

遗尿俗称尿床，是指3岁以上的小儿睡中小便自遗，醒后方觉的一种疾病。3岁以内的婴幼儿，由于经脉未盛，气血未充，脏腑未坚，智力未全，尚未养成正常的排尿习惯。白天过度玩耍，酣睡不醒，偶尔尿床者，不属病态。本病虽无严重后果，但长期遗尿势必影响儿童身心健康，故应及早治疗。

◎病因

中医认为，该病大多数由于肺、脾、肾和膀胱功能失调所致。肾为先天之本，因先天肾气不足，膀胱虚冷不能制约水道；久病可引起肺脾气虚，不能通调水道，膀胱失约而出现睡眠中随意排尿。现代医学认为，遗尿症是由各种原因引起的大脑皮质功能紊乱而造成膀胱排尿功能失调。根据小儿遗尿症的病因，可分为肾气不足型、脾肾气虚型、脾肺气虚型。

选定穴位

- ①肾俞、膀胱俞、气海穴。
- ②命门、关元俞、腰阳关、关元穴。

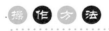

每次取1组穴，采用单纯罐法或出针罐法。若属虚寒，症见面色无华、精神不振、少气倦怠、尿频、尿色清而量多、肢体欠温喜暖、腰膝

酸软等，宜选用艾灸罐或姜艾灸罐法，将罐吸拔于穴位上，留罐15分钟，1～2日1次。待有明显疗效后，改为3～4日1次。亦可只取神阙穴，采用单纯罐法，留罐3～5分钟，1～2日1次。

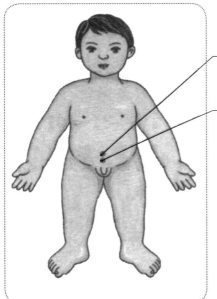

①气海穴

在下腹部，前正中线上，当脐中下1.5寸。

②关元穴

在下腹部，前正中线上，当脐中下3寸。

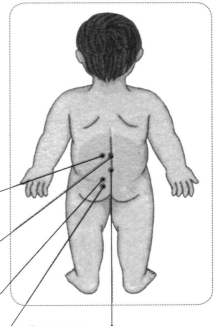

③肾俞穴

在腰部，当第2腰椎棘突下，旁开1.5寸。

④命门穴

在腰部，当后正中线上，第2腰椎棘突下凹陷中。

⑤关元俞穴

在腰部，当第5腰椎棘突下，旁开1.5寸。

⑥膀胱俞穴

在骶部，当骶正中脊旁1.5寸，平第2骶后孔。

⑦腰阳关穴

在腰部，当后正中线上，第4腰椎棘突下凹陷中。

儿童多动症

儿童多动症即注意缺陷障碍伴多动，又称脑功能轻微失调或轻微脑功能障碍综合征，是一种较常见的儿童行为障碍综合征。本病男孩多于女孩，尤其早产儿多见。中医学认为心脾两虚、肝阳上亢、湿热内蕴是其主要病因病机。

◎症状

小儿多动症表现为多从婴幼儿时期就有易兴奋、睡眠差、喂食困难，不易养成定时大小便的习惯。随着年龄的增长，除活动增多外，还有动作不协调，做精细动作如穿针、系纽扣、使用剪刀有困难，注意力不集中或集中时间很短，行为无目的，情绪易冲动而缺乏控制力；上课不遵守纪律，如话多，小动作多，听觉辨别能力差和语言表达能力差，学习能力低；在集体生活中不合群，容易激动，好与人争吵；在家长面前倔强，不听话，冒失，无礼貌；有些患儿采取回避困难的态度，变得被动、退缩。

选定穴位

● 太阳、气海、关元、曲池、手三里、足三里、阳陵泉、心俞、膈俞、肝俞、肾俞、脊柱。

操作方法

◆ （1）留罐法：患儿仰卧位，选择大小适中的火罐，用闪火法将罐吸拔于太阳、气海、关元、曲池、手三里、足三里穴，留罐

10～15分钟。患儿俯卧位，再用闪火法将罐吸拔于阳陵泉、心俞、膈俞、肝俞、肾俞、留罐10～15分钟。每日1次，10次为一疗程。

◆（2）针罐法：患儿仰卧位，先针刺气海、关元、曲池、手三里、足三里、阳陵泉穴，然后选择大小适中的火罐，在上述穴位拔罐，留罐10～15分钟。患儿俯卧位，先针刺心俞、膈俞、肝俞、肾俞，再拔上火罐，留罐10～15分钟。每日1次，10次为一疗程。

◆（3）走罐法：患儿仰卧位，在患侧腹部涂上适量的按摩乳或油膏，选择大小适宜的火罐，用闪火法将罐吸拔于腹部，然后沿肚脐周围做逆时针方向环行走罐数次，直至局部皮肤潮红。

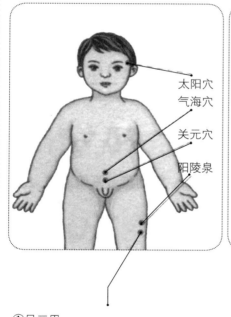

太阳穴
气海穴
关元穴
阳陵泉

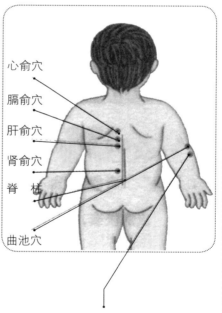

心俞穴
膈俞穴
肝俞穴
肾俞穴
脊　柱
曲池穴

①足三里

在小腿前外侧，当犊鼻下3寸，距胫骨前缘一横指（中指）。

②手三里

在前臂背面桡侧，当阳溪与曲池连线上，肘横纹下2寸处。

小儿肺炎

小儿肺炎是小儿肺部感染性疾病，四季均易发生，以冬、春季为多。

◎症状

发热、咳嗽、呼吸困难，也有不发热而咳喘重者。

选定穴位

①大椎

在后正中线上，第7颈椎棘突下凹陷中。

②风门

位于背部，在第2胸椎棘突下，旁开1.5寸。

③肺俞

位于背部，在第3胸椎棘突下，旁开1.5寸。

操作方法

患儿取合适体位，在穴位皮肤周围涂上润滑油，将罐吸拔在穴位上，吸力不要太强，留罐10分钟左右。每日或隔日1次，10次为1个疗程。

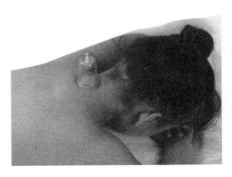

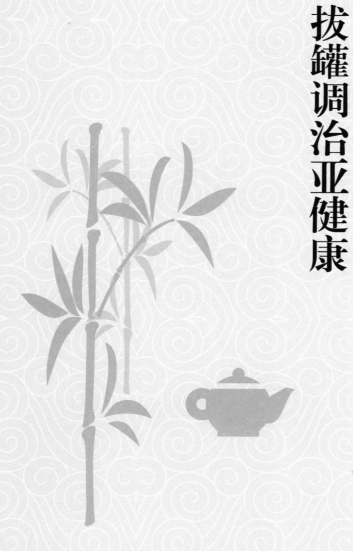

第九章

拔罐调治亚健康

养心安神

◎症状

　　心神不安常见症状有心悸易惊、健忘失眠、精神恍惚、多梦遗精、口舌生疮、大便燥结等，在相关穴位拔罐能够治疗心神不安，达到养心安神的目的。

选定穴位

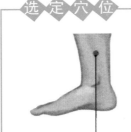

三阴交

位于小腿内侧，在足内踝尖上3寸，胫骨内侧缘后方

厥阴俞

位于背部，在第4胸椎棘突下，旁开1.5寸

心俞

位于背部，在第5胸椎棘突下，旁开1.5寸

肝俞

位于背部，在第9胸椎棘突下旁开1.5寸

肾俞

位于腰部，在第2腰椎棘突下，旁开1.5寸

操作方法

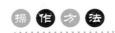

　　选择所取穴位中的2～3个穴位，把罐吸拔在所选穴位上，留罐5～10分钟。隔日1次，1个月为1个疗程。

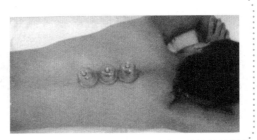

缓解疲劳

经常疲劳的人在没有很大的体力和脑力消耗时却感觉疲惫，常伴随有睡眠质量差、性情改变、头晕、头痛、肌肉酸痛等症状。

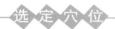

大椎

在后正中线上，第7颈椎棘突下凹陷中

大杼

位于背部，当第1胸椎棘突下，旁开1.5寸

风门

位于背部，在第2胸椎棘突下，旁开1.5寸

肩井

位于肩上，前直乳中，在大椎穴与肩峰端连线的中点上

天宗

位于肩胛部，在肩胛冈下窝中央凹陷处，与第4胸椎相平

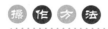

患者取仰卧位，对穴位处皮肤进行消毒，把罐吸拔在穴位上。留罐10～15分钟。这样的治疗每日1次，10次为1个疗程。

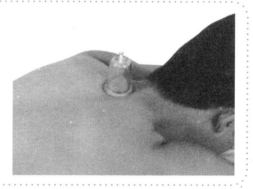

益智健脑

大脑清醒、思维活跃、精力充沛是人人都希望的，在相关穴位拔罐能调整五脏六腑及神经系统的功能，改善头部血液循环，延缓大脑衰老，还可预防老年痴呆症。

选定穴位

心俞

位于背部，在第5胸椎棘突下，旁开1.5寸

肝俞

位于背部，在第9胸椎棘突下，旁开1.5寸

肾俞

位于腰部，在第2腰椎棘突下，旁开1.5寸

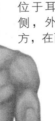

太阳

位于耳郭前面，前额两侧，外眼角延长线的上方，在两眉梢后凹陷处

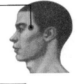

内关

位于前臂掌侧，在曲泽与大陵的连线上，腕横纹上2寸，掌长肌腱与桡侧腕屈肌腱之间

操作方法

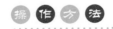

选择所取穴位中的2~3个，用大小合适的真空罐或者火罐吸拔在穴位上，留罐10~15分钟，每周治疗3次，1个月为1个疗程。

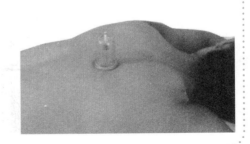

补肾壮阳

个人身体是否强壮与肾的强弱关系密切，当肾阳不足时人体会出现头晕、心慌气短、体虚乏力、腰膝酸软等症状。在相关穴位拔罐可以补肾壮阳，提高机体抗病能力。

选定穴位

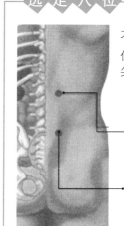
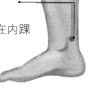
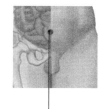

太溪
位于足内侧，内踝后方，在内踝尖与跟腱之间的凹陷处

肾俞
位于腰部，在第2腰椎棘突下，旁开1.5寸

关元俞
位于腰部，在第5腰椎棘突下，旁开1.5寸

关元
位于下腹部，前正中线上，在脐中下3寸处

操作方法

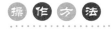

患者取合适体位，把罐吸拔在消过毒的穴位上，留罐10~15分钟。每周3次，4周为1个疗程。

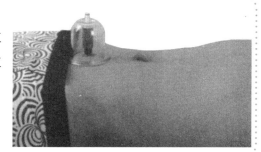

调理脾胃

脾胃是消化系统的主要脏器，具有消化食物和吸收养分的功效，若人的脾胃功能弱就容易生病。饮食不节、情志失调、先天体虚等都会引起脾胃虚弱。

选定穴位

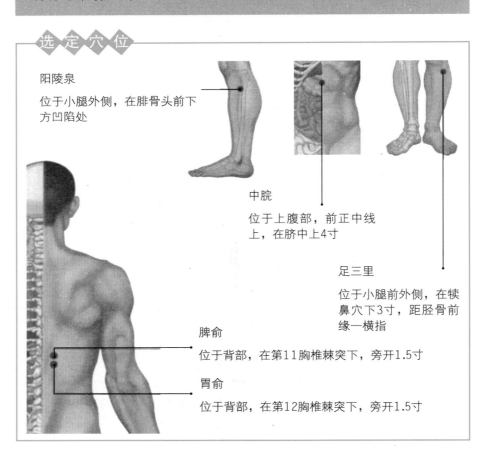

阳陵泉

位于小腿外侧，在腓骨头前下方凹陷处

中脘

位于上腹部，前正中线上，在脐中上4寸

足三里

位于小腿前外侧，在犊鼻穴下3寸，距胫骨前缘一横指

脾俞

位于背部，在第11胸椎棘突下，旁开1.5寸

胃俞

位于背部，在第12胸椎棘突下，旁开1.5寸

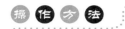

患者取合适体位，用大小合适的罐吸拔所取穴位中的2~3个，留罐10~15分钟。每周2~3次，1个月为1个疗程。

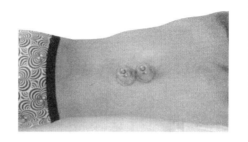

滋肝明目

肝脏有解毒、分泌胆汁、代谢、储血的功能，而肝与眼睛也有着密切的关系。眼得肝血的濡养才能维持正常的视力。通过拔罐可以疏通肝与眼连接的经脉，达到滋肝明目的效果。

选定穴位

风池
位于项部，在枕骨之下，与风府相平，胸锁乳突肌与斜方肌上端之间的凹陷处

胆俞
位于背部，在第10胸椎棘突下，旁开1.5寸

肾俞
位于腰部，在第2腰椎棘突下，旁开1.5寸

肝俞
位于背部，在第9胸椎棘突下，旁开1.5寸

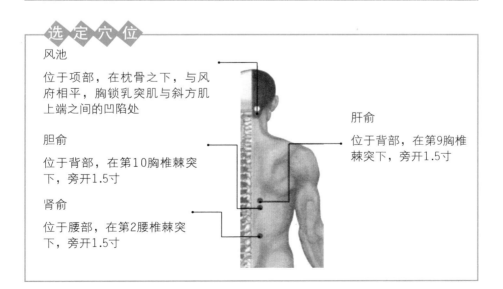

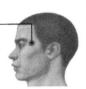

太阳

位于耳郭前面，前额两侧，外眼角延长线的上方，在两眉梢后凹陷处

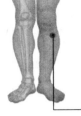

足三里

位于小腿前外侧，在犊鼻穴下3寸，距胫骨前缘一横指

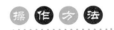

操 作 方 法

患者取合适体位，用大小合适的罐吸拔所取穴位中的2～3个穴位，留罐5～10分钟。每2～3天1次，1个月为1个疗程。

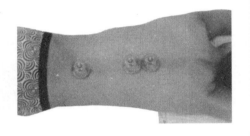

培补元气

元气为人体健康的先天之本，若元气充足，人体就有较强的抵御疾病的能力，外在则表现为充满活力；若元气不足或受损则会导致人体生病，少气无力。

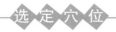

命门

位于腰部，在后正中线上的第2腰椎棘突下凹陷中

肾俞

位于腰部，在第2腰椎棘突下，旁开1.5寸

气海

位于下腹部，前正中线上，在脐中下1.5寸

关元

位于下腹部，前正中线上，在脐中下3寸处

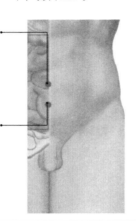

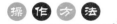

　　患者取合适体位，对穴位处皮肤进行消毒。将罐吸拔在穴位上，留罐10～15分钟。隔日1次，1个月为1个疗程。

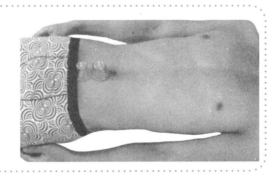

祛除浊气

浊气会影响血液循环，使心脏供血不足，阻塞经络气血，造成身体某部位疼痛，引发各种疾病。在相关穴位拔罐可以排出体内湿浊之气，从而使人身体强健、精力充沛。

选定穴位

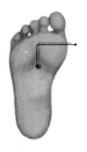

涌泉
位于足底部，卷足时足前凹陷处，约在足底第2趾、第3趾趾缝纹头端与足跟连线的前1/3与后2/3交点上

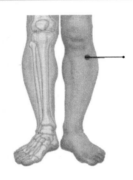

足三里
位于小腿前外侧，在犊鼻穴下3寸，距胫骨前缘一横指

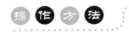
操 作 方 法

患者取合适体位，将大小合适的罐吸拔在穴位上，留罐10～15分钟。隔日1次，1个月为1个疗程。

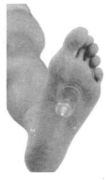
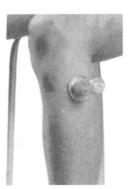

附录：四季穴位拔罐

春季养肝

取穴太冲、肝俞、阳陵泉、三阴交

◎养肝要点

有人认为四季当中，春季是最好的季节，因为春季万物复苏，使自然界的任何东西都焕然一新。草木绿了，花开了，一切都被唤醒了，人体的机能代谢也开始活跃了起来。在五行学说中，春季是个生发的季节，主升发，属木。在中医的五脏对五行学说中，肝属木，主升发，其对应的季节也恰好是春季。另外，春季也是阳气旺盛的季节，理应顺应自然界的规律，所以春季宜养肝。

说起肝脏，耳熟能详的就是肝病、肝炎之类的。有点医学常识的人会说，肝脏是人体最大的消化器官，也是一个解毒器官。那看看中医是如何认识肝脏的吧。

中医认为，肝脏为五脏之一，位于右胁部，既是人体重要的脏器也是人体最大的器官，其阴阳属性为阴中之阴，故又称厥阴。肝具有升发，喜舒畅，恶抑郁的特性。其功能为主疏泄、主藏血、开窍于目，与胆相表里，故有"肝胆相照"之称。此外，肝脏还有主藏魂、司生殖的作用。我们了解了肝的作用及所属情况，大致也就清楚了肝脏需如何调理。

根据肝喜舒畅、恶抑郁，遇怒则气结的特性，首先要做到调养情志。保持心情愉快，心境开阔、豁达，性情开朗，气机就畅通，肝气自然也就调和，反之则相反。

其次要养血，因为肝藏血、主疏泄，肝血不足也会引发多种疾病。

最后要调控饮食，要少食对肝脏不利的食物，如腌渍、油炸的食物，因为春季肝脏代谢较为活跃，食用后对肝脏损害较大。应多食用大蒜、洋葱、海带、黄瓜、萝卜、香菇、黑木耳、蘑菇等。

大蒜　　　洋葱　　　　海带　　　　　香菇　　　　黑木耳

　　大蒜有抗菌消炎的作用，可保护肝脏；洋葱预防癌症，维护心血管健康；海带祛脂降压、散结抗癌；香菇对癌细胞有抑制作用；黑木耳适合心脑血管疾病患者食用。春季经常食用以上食材有助于养肝护肝。

选定穴位

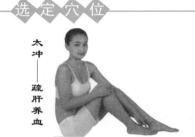

太冲——疏肝养血

　　精准定位：在足背侧，当第一跖骨间隙的后方凹陷处。

　　主治疾病：头痛、眩晕、疝气、月经不调、遗尿、癫狂、腹胀、黄疸、目赤肿痛。

　　拔罐方法：用拔罐器将气罐吸附在太冲穴上，留罐15分钟。

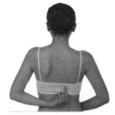

肝俞——清肝明目

　　精准定位：在背部，当第九胸椎棘突下，后正中线旁开1.5寸。

　　主治疾病：黄疸、胁痛、脊背痛、目赤、目视不明、夜盲、吐血、鼻出血、眩晕。

　　拔罐方法：用火罐法迅速将火罐扣在肝俞穴上，留罐10分钟。

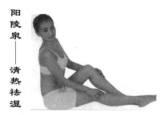

阳陵泉——清热祛湿

　　精准定位：在小腿外侧，当腓骨头前下方凹陷处。

　　主治疾病：下肢麻木、胁肋痛、口苦、呕吐、黄疸、经痛、肝炎、胆囊炎、膝关节炎。

　　拔罐方法：用拔罐器将气罐吸附在阳陵泉穴上，留罐15分钟。

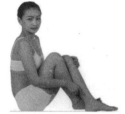

三阴交——益肝调血

　　精准定位：在小腿内侧，当足内踝尖上3寸，胫骨内侧缘后方。

　　主治疾病：崩漏、月经不调、经痛、带下、不孕、闭经、肝脾肿大、肝炎。

　　拔罐方法：用拔罐器将气罐吸附在三阴交穴上，留罐15分钟。

夏季疗心

取穴膻中、至阳、心俞、内关

◎ 养肝要点

　　夏季是"酷暑难当"的季节，用一个"热"字都不足以形容"长夏三月"。俗话说"春生夏长，秋收冬藏"，夏季是阳气最为旺盛的季节，阳气逐渐增长。五行学说讲夏主阳，属火，中医的五脏对五行学说认为，心属火，与夏季相对，所以人体的心与夏季是相通的。在生活中夏季与心脏的紧密关系已是公开的"秘密"，如在夏季，人体的运动量较大，功能活动增强，气血旺盛，又心主血脉，所以心脏的跳动也会随之增强，即夏季到来，心脏活跃。所以为顺应时节变化，故夏季应养心。

　　心脏，古人称之为"五脏六腑之大主"，这其中与心藏神、主神志是分不开的。说到心脏，你对它的认识有多深刻呢？大概很多人都会想到，心跳停止，人的生命也就"呜呼哀哉"了。从西医的角度讲，医生判断一个人是否有生命体征的依据是：呼吸、脉搏、血压、体温。其中后三项分别与心脏直接相关，而间接地也会影响呼吸，所以由此可以看出，心脏的重要性不言而喻。

　　到了炎热的夏季，多数人易产生烦躁情绪。古人云"心宜正而不宜乱"，此处的乱就是指烦躁、不平和的心理，所以夏季养心，正所谓"心静自然凉"。另外，要保持充足的睡眠，因为睡能安神，而心主神，故睡眠有利于心脏。夏季提倡"夜睡早起"，即要睡得晚，起得早。

　　同时，　到了夏季很多人脸上容易长痘，这与身体内的心火和肺热是密不可分的，所以夏季要清心火、降暑热，在饮食上应多吃些利水祛湿、清凉解热的食物或水果，如冬瓜、苦瓜、绿豆、西瓜、西红柿、黄瓜等。

冬瓜　　　苦瓜　　　绿豆　　　西瓜　　　西红柿

冬瓜性寒味甘，清热生津，解暑除烦；苦瓜利尿活血、消炎退热、清心明目；绿豆消肿通气，清热解毒；西瓜具有清热解暑、泻火除烦、降血压等作用；西红柿健胃消食、生津止渴、清热解毒。夏季常食用以上食材，有助于防暑养心。

选定穴位

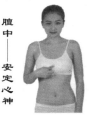

膻中——安定心神

精准定位：在胸部，当前正中线上，第四肋间，两乳头连线的中点。

主治疾病：胸痛、腹痛、呼吸困难、咳嗽、心悸、心绞痛、乳腺炎等病症。

拔罐方法：用拔罐器将气罐吸附在膻中穴上，留罐10～15分钟。

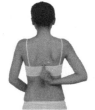

至阳——安和五脏

精准定位：在背部，当后正中线上，第七胸椎棘突下凹陷中。

主治疾病：黄疸、咳嗽、气喘、胃痉挛、胆囊炎、疟疾、热病、胸闷等病症。

拔罐方法：用拔罐器将气罐吸附在至阳穴上，留罐10～15分钟。

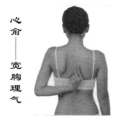

心俞——宽胸理气

精准定位：在背部，当第五胸椎棘突下，旁开1.5寸。

主治疾病：冠心病、心绞痛、风湿性心脏病、心房纤颤、心动过速。

拔罐方法：用拔罐器将气罐吸附在心俞穴上，留罐10～15分钟。

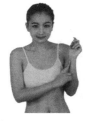

内关——宁心安神

精准定位：在前臂正中，腕横纹上2寸，在桡侧腕屈肌腱同掌长肌腱之间。

主治疾病：心痛、心悸、胸痛、胃痛、呕吐、失眠、眩晕、头痛、月经痛、热病。

拔罐方法：用拔罐器将气罐吸附在内关穴上，留罐15分钟。

秋季补肺

取穴尺泽、足三里、曲池、肺俞

◎ 养肝要点

秋季是一个收获的季节，人们常用"秋高气爽"来形容秋天，大概是因为秋季天气适宜的缘故。随着天气的逐渐转凉，不少人都容易出现口干、鼻干、咽干、舌干少津、皮肤干燥等症状。中医认为，秋燥之气最易伤肺。因为肺脏直接与大气相通，且与皮肤有着密切的关系。冷空气到来后，最容易刺激呼吸系统，引发呼吸道疾病。所以秋季要养护肺脏。

肺脏是人体重要的器官，在西医中，对肺的认识仅仅存在于解剖学和生理学上，那中医对肺脏是如何认识的呢? 传统中医学认为，肺位于胸腔之内，为五脏之华盖，是高清之脏，也是尤为娇嫩的脏器，具有外主一身皮毛，开窍于鼻，与大肠互为表里的特性。它的主要功能是主气，司呼吸，主宣发、肃降，通调水道。概括起来说，肺脏就是主管人体的呼吸运动、布散津液和促进体液代谢的脏器。

既然肺是如此重要的脏器，那我们就应该好好地"呵护"它。那么你知道肺脏该如何调、如何养吗? 首先肺是喜湿而恶燥的，所以秋季要注意多补充水分，最好每天喝1500～2000毫升水。

其次，说到秋天很多人就联想到了"悲秋"、"忧愁"等伤感之类的词句。殊不知这些伤感的情绪是最易伤肺气的，相反，我们应该"开怀大笑"，因为笑能使肺部扩张，使呼吸通畅，改善肺部功能。笑能扩展胸怀，使人变得相对年轻，正所谓"笑一笑十年少"。

最后，在饮食调理上，提倡清淡饮食，避免食用辛辣刺激之品。因为辛辣刺激的食物会耗损津液，易给秋天的燥气"火上浇油"。应多食用梨、柑橘、柿子、百合、萝卜、莲藕等，以上食材有助于宣肺止咳。

| 梨 | 柑橘 | 柿子 | 百合 | 萝卜 |

梨润肺生津、止咳化痰；柑橘生津止咳、润肺止痰；柿子润肺止咳、清热生津、化痰软坚；百合对肺结核类的秋燥病症有较好疗效；萝卜能清热化痰、生津止咳、益胃消食。秋季常食用以上食材有助于补肺。

选定穴位

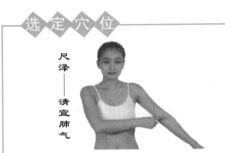

尺泽——清宣肺气

精准定位： 在肘横纹中，肱二头肌腱桡侧凹陷处。

主治疾病： 感冒、咽喉肿痛、扁桃体炎、咳嗽、支气管炎、肺炎、肋间神经痛。

拔罐方法： 用拔罐器将气罐吸附在尺泽穴上，留罐10～15分钟。

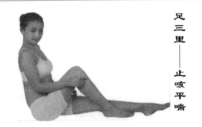

足三里——止咳平喘

精准定位： 在小腿前外侧，当犊鼻下3寸，距胫骨前缘一横指(中指)。

主治疾病： 呕吐、腹胀、肠鸣、消化不良、下肢痿痹、心悸、气短等症状。

拔罐方法： 用拔罐器将气罐吸附在足三里穴上，留罐10～15分钟。

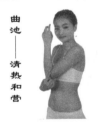

曲池——清热和营

精准定位： 在肘横纹外侧端，屈肘，当尺泽与肱骨外上髁连线中点。

主治疾病： 发热、咽痛、头痛、头晕、目赤肿痛、牙痛、月经不调、风疹、肺炎等病症。

拔罐方法： 用拔罐器将气罐吸附在曲池穴上，留罐10～15分钟。

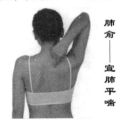

肺俞——宣肺平喘

精准定位： 在背部，当第三胸椎棘突下，旁开1.5寸。

主治疾病： 咳嗽、气喘、肺炎、支气管炎、鼻塞、吐血、盗汗。

拔罐方法： 用火罐法迅速将火罐扣在肺俞穴上，留罐10分钟。

冬季固肾

取穴关元、气海、涌泉、命门

◎ 养肝要点

古人云"天地闭藏，水冰地坼"。冬季给人的印象就是"草木枯萎"、"万物萧瑟"。冬季白天阳光少，夜晚时分长，阳气内敛，寒邪、阴气增长，人体的各个器官都呈现出收缩的迹象，肌肉、肌腱的伸展渐少，这也恰好体现出了冬季主"藏"的特性。

冬季为主导寒气的季节，寒为阴邪，寒气直逼人体后，易伤人体阳气，而人体阳气虚弱，体内生理机能就会受到抑制，从而产生出一系列寒象，如四肢冰凉、怕冷等。中医认为肾为先天之本、生命之源，它的机能强健可调节机体适应严冬的变化，肾气虚弱，就会使新陈代谢失调而发病，因此，冬季养生重点是养肾。

中医认为肾为五脏之一，肾藏有"先天之精"，为脏腑阴阳之本。肾脏有藏精，主生长、发育、生殖和水液代谢，主骨生髓，外荣于发，开窍于耳及二阴的特性。其中藏精是肾的主要生理功能，肾中精气是机体生命活动之本，对机体各方面的生理活动均起着极其重要的作用。

冬季肾气是易被耗损的，所以要调补肾气，以应机体之需。当然如何调养也就成了必知的内容。

首先睡觉养生，补益肾气。冬季提倡"早睡晚起"，意思就是说，夜晚要早早地入睡，以藏益阳气，起床时间最好在太阳出来后。同时要避免房事过多，以免耗损肾精。

其次是运动强身，抵御寒气。冬季多参与一些体外活动可以增强机体的耐寒力和增强机体免疫功能。

最后就是饮食调养。补益肾气可以食用一些养肾滋阴的食物，如山药、枸杞、羊肉、狗肉及一些黑色食物，如黑芝麻、黑木耳、黑豆等。

山药　　枸杞　　羊肉　　黑芝麻　　黑木耳

山药滋养强壮，助消化；枸杞滋肾、润肺；羊肉开胃健身、益肾气；黑芝麻补肝肾、滋五脏、益精血；黑木耳补气养血。冬季常食用以上食材有助于补肾强腰。

选定穴位

关元——培肾固本

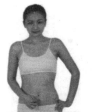

精准定位：在下腹部，前正中线上，当脐中下3寸。

主治疾病：遗精、阳痿、疝气、遗尿、淋浊、尿频、尿血、月经不调、带下、崩漏。

拔罐方法：用拔罐器将气罐吸附在关元穴上，留罐15分钟。

涌泉——滋阴益肾

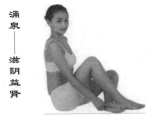

精准定位：在足前部凹陷处，第二、第三趾趾缝纹头端与足跟连线的前1/3处。

主治疾病：小便不利、怕冷症、肾脏病、头顶痛、咽喉痛、足心痛、失眠、眩晕。

拔罐方法：用拔罐器将气罐吸附在涌泉穴上，留罐10~15分钟。

气海——益肾固精

精准定位：在下腹部，前正中线上，当脐中下1.5寸。

主治疾病：小便不利、遗尿、遗精、阳痿、疝气、月经不调、崩漏、带下。

拔罐方法：用拔罐器将气罐吸附在气海穴位上，留罐15分钟。

命门——补肾壮阳

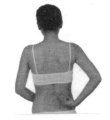

精准定位：在腰部，第二腰椎棘突下。

主治疾病：遗尿、尿频、泄泻、遗精、白浊、阳痿、早泄、头晕耳鸣、癫痫、惊恐。

拔罐方法：用火罐法迅速将火罐扣在命门穴上，留罐10分钟。